Samba Questions & Answers
for Latin American Professional Examintions
ISTD 협회 자격증 시험에 관한 질문과 해답
▷ 삼바 ◁

Student, Associate, Licentiate and Fellow
스튜던트, 어소시에이트, 라이센시에이트와 펠로우

Devised by Elizabeth Romain
(Fellow and Examiner
& Grand Member of the Imperial Society of Teachers of Dancing)
지음 / 엘리자베스 로메인 (영국 황실 무용 교사 협회 고문 & 펠로우)
옮김 / 김 재 호

본 Questions & Answers 시리즈는
영국 DSI (Dance Sport International)와 정음미디어 간의
라이센스 계약에 의해서 발간되고 있습니다.
본 시리즈에 대한 한국 내 모든 권리는
정음미디어/DSI Korea에 있습니다.

All right reserved by JyungEum Co. in Korea

FOREWORD IMPORTANT - PLEASE READ

How to use your "Questions & Answers" book -

You will undoubtedly be working for your Examination under the watchful eye of an experienced teacher, who will be guiding you in your studies and methods of presentation. When you have covered the Syllabus and are fairly confident in the technical analysis of each figure, take this book and go through the questions systematically, not peeping at the answer of course, until you have made an attempt at answering the questions yourself. A tape recorder is a useful asset in this respect; record your answer and then play it back, comparing it with that given in this book. Alternatively you may be lucky enough to have a member of the family or a friend who will hold the book for you and ask the questions.

The questions are all of the type that have been by Examiner in the examination room and will give you a good idea of how the examination is conducted. If you know your technique thoroughly they will cause no problem.

The questions are applicate to all levels, for example, candidates for Licentiate and Fellow must be prepared to answer questions from the Student Teacher and Associate work. Questions from the higher grade of examination entered will not be asked.

Always remember the Examiner is endeavoring to find out how much you know, and is not trying to trick you, and be conversant with the Syllabus of the Association concerned. Most Associations have adopted the ISTD Technique.

Good luck in your examination.

ELIZABETH ROMAIN

서문

"질문과 해답" 이 책을 사용하는 방법 -

여러분의 확실한 시험공부를 위해, 경험 많은 선생님의 주의 깊은 안내로 학습 방법과 시험방법을 소개해 주실 겁니다. 여러분이 교과과정 전체를 파악하고 각 피겨의 기술적인 분석까지 확신을 가질 때, 각 과정의 답을 엿보지 않고 스스로의 질문에 대답할 수 있도록 체계적으로 질문을 검토하세요. 이점에 있어서는 녹음기가 유용하게 이용될 것입니다; 자신의 대답을 녹음한 후, 이 책에 주어진 해답과 비교하며 다시 들어 보세요. 이외의 다른 방법으로 친구나 가족에게 책을 주고, 여러분에게 질문을 하게 하는 것도 좋은 방법입니다.

이 책의 질문들은 시험장에서 시험관이 하는 모든 형태의 질문들입니다. 그러므로 여러분은 시험이 어떻게 진행되는지를 알게 될 것입니다. 만약 여러분이 기술을 완전히 알고 있다면 별 문제는 없을 겁니다.

질문은 모든 수준에 적용됩니다. 예를 들면, 라이센시에이트와 펠로우에 응시하는 수험생은 스튜던트 티쳐와 어소시에이트 수준의 질문에도 대답할 준비를 해야 합니다.

시험관은 당신이 얼마나 많은 것을 알고 있는지를 파악하려고 노력합니다. 그리고, 여러분을 함정에 빠뜨리려고 하지 않으며, 관련된 협회 교과과정에 친숙해 있어야 합니다. 대부분의 협회는 ISTD 기술을 채택하고 있습니다.

당신의 시험에 행운이 깃들길...

엘리자베스 로메인

번역을 마치고

이 책의 질문과 대답 하나 하나에는 수 십 년 동안의 춤에 대한 경험과 노하우가 스며들어 있다.
ISTD 교과서를 공부 할 때,
또 ISTD 지도자 자격시험을 볼 때,
아니면 댄스스포츠의 이론에 대한 궁금증을 풀려고 할 때,
이 책은 여러분 곁에서 친절하게 도와줄
댄스 스포츠의 최고의 고수다.
어려운 여건에서도 댄스스포츠를 체계적으로
공부하려고 하는 무도인들을 위해서
이 책의 발간을 결정하신
정음통상 임정배 사장님께 감사드립니다.
그리고, 이 책의 번역을 도와준
부산 배지영 선생님, 대구 영남 대학교 이정옥님께도
감사드립니다.

2006년 12월
김 재 호

CONTENTS

제 1 장 STUDENT - TEACHER 스튜던트 - 티쳐   10

제 2 장 ASSOCIATE 어소시에이트   43

제 3 장 LICENTIATE 라이센시에이트   69

제 4 장 FELLOW 펠로우   99

ABBREVIATIONS USED IN THIS BOOK
이 책에 사용된 약어

St	Student-Teacher 스투턴트-티쳐
A	Associate 어소시에이트
L	Licentiate 라이센시에이트
F	Fellow 펠로우
L	Left 왼쪽
R	Right 오른쪽
LF	Left Foot 왼발
RF	Right Foot 오른발
CBMP	Contra Body Movement Position 콘트라 바디 무브먼트 포지션

Professional Candidates
프로페셔널 수험생

Note: *It is better not to use abbreviations verbally unless language difficulties are experienced.*
주의: 영어가 어렵다고 느껴지지 않는다면 말로 할 때는 약어를 사용하지 않는 것이 더 좋다.

제 1 장 STUDENT - TEACHER
스튜던트 - 티처

Q.1 Give the time and tempo of Samba music

Samba music is played in 2/4 time(2 beats to a bar or measure of music). It should be played at a speed of 50 bars per minute although slight deviations are acceptable

Q.1 삼바 음악의 박자와 속도를 말하시오.

삼바 음악은 2/4박자로 연주된다. (음악단위인 한 소절 또는 한 마디에 2박자) 삼바는 약간의 차이가 있을 수 있지만, 분당 50소절의 속도로 연주되어야 한다.

Q.2 Where does the musical accent occur?

On the first beat of each bar. There is a percussive accent on the 2nd beat

Q.2 음악적 악센트는 어디에서 나타나는가?

각 소절의 첫 박자에 있다. 두 번째 박자에는 타악기 악센트가 있다.

Q3 Give brief description of the Samba bounce

There will be a slight flexion of the knees on the first 1/2 beat of music and a slight straightening on the 2nd 1/2 beat. Because there are two beats to a bar(measure) in Samba music there are two complete bounce actions to the bar

Q.3 삼바 바운스에 대해 간략하게 설명하시오.

　　음악의 첫 번째 1/2박자에서 무릎을 살짝 구부리고, 두 번째 1/2박자에서 무릎을 살짝 펴는 동작이다. 삼바 음악에는 한 소절에 두 박자가 있기 때문에 한 소절마다 완전한 바운스 동작이 두 번 있다.

Q.4　Please explain the bounce action in detail over 1-3 of a Natural Basic Movement

Commence with feet together, knees slightly flexed. The action is commenced on the second half of the preceding beat. Commence to slightly straighten knees and with pressure through ball of LF move RF forward with slight pressure on ball of foot. continue to slightly straighten knees and place RF fwd on ball of foot. Take weight onto the RF, slightly flexing knees and lowering the heel.(The knees will continue to flex slightly after the heel has lowered). commence to slightly straighten the knees and move LF towards RF without weight, but with pressure on ball of foot. Close LF to RF without weight but with pressure, continuing to slightly straighten knees, then take minimal weight to LF and replace weight to RF on ball of foot, slightly flexing knees and lowering the heel.(Knees will continue to flex slightly after the heel has lowered)

Q.4 내츄럴 베이직 무브먼트의 스텝 1-3에 사용되는 바운스 동작에 대해 자세하게 설명하시오.

두 발을 모으고 무릎을 약간 구부린 채 시작한다. 이 동작은 이전 박자의 두 번째 1/2박자에서 시작된다. 무릎을 약간 펴고 왼쪽 볼로 마루를 누르면서 오른발을 앞으로 움직인다. 왼발 무릎을 조금씩 계속 펴면서 오른발을 앞으로 딛는다. 이때, 오른발 볼로 마루를 누르며 체중을 오른발에 싣고 무릎을 약간 구부리며 힐를 낮춘다. (힐를 내린 후에도 무릎을 계속 조금씩 구부린다.) 무릎을 살짝 펴기 시작하면서 왼발을 오른발 쪽으로 움직인다. 이때, 왼발에는 체중을 싣지는 않지만 볼로 마루를 누른다. 왼발을 체중 없이 볼로 마무를 누르면서 오른발 옆에 모으고, 계속 무릎을 조금씩 펴면서 미니멀 웨이트를 왼발에 실은 후 전체 체중을 오른발 볼에 리플레스한다. 이때, 무릎을 살짝 구부리면서 발뒤꿈치를 낮춘다(무릎은 뒤꿈치를 내린 후 계속 살짝 구부린다.)

Q.5 **The Samba is a dance of contrasting rhythms. Please explain these rhythms giving the beat value on each step and the alternative method of counting**

1-2(or SS), 1 beat for each step ; 1a2(SaS), 3/4, 1/4, 1 ; 1a2a1a2(SaSaSaS), 3/4, 1/4, 3/4, 4/1, 3/4, 1/4, 1 (A: SQQ(12&), 1, 1/2, 1/2 ; SQQQQQQ(1 2&1&2&), 1, 1/2, 1/2, 1/2, 1/2, 1/2, 1/2 ; L&F : SSQQS (1 2 1&2), 1, 1, 1/2, 1/2, 1 ; 123(No alternative method of counting) 3/4, 1/2, 3/4 ; QQS (1&2), 1/2, 1/2, 1)

Q.5 삼바는 두드러진 리듬의 춤이다. 각 스텝의 박자 값과 카운팅에 대한 변형 방법을 말하고 이 리듬을 설명하시오.

1-2(또는 SS), 각 스텝에 1박자씩; 1a2(SaS), 박자 값은 3/4, 1/4, 1 ; 1a2a1a2(SaSaSaS), 박자 값은 3/4, 1/4, 3/4, 4/1, 3/4, 1/4, 1 (A: SQQ(12&) 박자 값은 1, 1/2, 1/2 ; SQQQQQQ(1 2&1&2&), 박자 값은 1, 1/2, 1/2, 1/2, 1/2, 1/2, 1/2 ; L&F : SSQQS (1 2 1&2), 박자 값은 1, 1, 1/2, 1/2, 1 ; 123(카운팅의 변형 방법은 없다.) 박자 값은 3/4, 1/2, 3/4 ; QQS (1&2), 박자 값은 1/2, 1/2, 1)

Q.6   Give one example where these are used

"1-2" - Basic Movements using the alternative rhythm.
"1a2" - Whisks.
"1a2a1a2" - Travelling Volta
(AL "SQQ" - Closed Rocks. "SQQQQQQ" - Corta Jaca
L&FL: "SSQQS" - Plait. "123" - Rolling off the Arm
"QQS" - Argentine Crosses)
(**Note** Other examples could be used)

Q.6   이 타이밍들이 사용되는 예를 하나씩 말하시오.

"1,2" - 변형 리듬을 사용하는 베이직 무브먼트
"1a2" - 휘스크.
"1a2a1a2" - 트래블링 볼타
(A: "SQQ" -클로즈드 록. "SQQQQQQ" -코르타 자카
L&F: "SSQQS" - 플레이트. "123" - 롤링 오프 디 암.
"QQS" - 알젠틴 크로스)
(**주의** 다른 피겨들도 사용될 수 있다.)

Q.7   What Basic Movements do you know?
         Three: Natural, Reverse & Progressive

Q.7 어떤 베이직 무브먼트를 알고있는가?
세 가지: 내츄럴, 리버스, 그리고 프로그레시브.

Q.8 Dance the Natural Basic Movement as Man
(Remember to show the figure accurately with good hold and poise and count the rhythm clearly; you can either count the rhythm 1a2 or SaS, whichever you wish)

Q.8 남자로 내츄럴 베이직 무브먼트를 추시오.
(좋은 홀드와 자세로 정확하게 피겨를 보여주고 분명하게 카운트 하는 것을 잊지 마시오. 당신이 원하면 1a2로 카운트를 할 수 있고, SaS로도 할 수 있다.)

Q.9 Is turn made when dancing Natural Basic Movement?
It may be danced without turn or up to 1/4 turn over the six steps

Q.9 내츄럴 베이직 무브먼트를 출 때 턴을 하는가?
턴 없이 춤을 추거나 6개의 스텝에 걸쳐 1/4턴까지 할 수도 있다.

Q.10 May an alternative timing be used on any of the Basic Movements

Yes, four steps may be danced instead of six, counting 12 12 (or SSSS). The bounce action would be minimal

Q.10 모든 베이직 무브먼트에 변형 타이밍이 사용될 수 있는가?

있다, 여섯 스텝 대신에 네 스텝을 출 수도 있다. 카운트는 12. 12. 또는 SSSS이다. 이 때, 바운스 동작은 최소가 된다.

Q.11 How would you change from a Natural Basic to a Reverse Basic Movement?

You could do just the first half of the Natural Basic Movement(first three steps), keeping the body weight forward on step 3 so that the Lady would be prepared to step back

Q.11 내츄럴 베이직에서 리버스 베이직 무브먼트로 어떻게 바꾸는가?

여자가 뒤로 스텝을 할 준비를 하도록 하기 위해 스텝 3에서 남자가 체중을 앞쪽으로 유지하며 내추럴 베이직 무브먼트의 처음 절반(처음 세 스텝)을 춘다.

Q.12 As Lady dance the Natural Basic Movement giving the footwork

1-Ball flat ; 2-Pressure on ball of foot ; 3-Ball flat; 4-Ball flat ; 5-Pressure on ball of foot ; 6-Ball flat

Q.12 여자로 풋워크를 말하면서 내츄럴 베이직 무브먼트를 추시오.

스텝 1-볼 플랫 ; 스텝 2-볼로 마루를 누른다 ; 스텝 3-볼 플랫 ; 스텝 4-볼 플랫 ; 스텝 5-볼로 마루를 누른다 ; 스텝 6-볼 플랫

Q.13 As Man give the foot positions of the Reverse Basic Movement

1-LF fwd ; 2-Close RF to LF without weight ; 3-Take minimal weight to RF and replace weight to LF ; 4-RF back ; 5-Close LF to RF without weight ; 6-Take minimal weight to LF and replace weight to RF. If preferred, the counts could be given instead of the step number, in which case it is always better to say the count at the end of each step, for example - LF fwd(1) ; Close RF to LF without weight(a), etc.

Q.13 남자로 리버스 베이직 무브먼트의 풋 포지션을 말하시오.

스텝 1- 왼발을 앞으로 ; 스텝 2- 오른발을 체중 없이 왼발 옆에 모은다. ; 스텝 3- 오른발에 미니멀 웨이트를 실었다가 전체 체중을 왼발에 리플레스 한다. ; 스텝 4- 오른발을 뒤로. ; 스텝 5- 체중 없이 왼발을 오른발 옆에 모은다. ; 스텝 6- 왼발에 미니멀 웨이트를 실었다가 전체 체중을 오른발에 리플레스 한다. 좋아한다면, 스텝 번호 대신에 카운트를 말할 수도 있다. 카운트를 말할 때는 각 스텝의 마지막에서 카운트를 말하는 것이 좋다. 예를 들면, 왼발 앞으로(완) ; 체중 없이 오른발을 왼발 옆에 모은다(아). 등.

> ☼ 참고 : "a"를 카운트 하는 방법은?
> 박자 값이 1 박자의 4분의 1에 해당됨으로 아주 짧게 "아"이라고 해야 한다. 그리고 카운트 "and" 또는 "&"의 박자 값은 1박자의 1/2에 해당됨으로 "아" 보다는 조금 길게 "앤"이라고 해야 한다.

Q.14 What practical use has the Progressive Basic Movement?

As the name implies ; it is used to progress ; and is usually repeated

Q.14 프로그레시브 베이직 무브먼트는 실제로 어떻게 사용되는가?
이름이 의미하듯이 앞으로 진행할 때 사용되고 보통 반복한다.

Q.15 As Man give the foot positions of the Whisk to Left
1-LF to side ; 2-RF behind LF without weight ; Cuban Cross ; 3-Take minimal weight to RF and replace weight to LF
(**Note** As always show the figure as you are analysing the technique. Remember if you wish you may use the count instead of the step number the choice is entirely yours)

Q.15 휘스크 투 레프트 남자의 풋 포지션을 말하시오.
스텝 1-왼발을 옆으로 ; 스텝 2-오른발을 체중 없이 왼발 뒤로, 큐반 크로스 한다 ; 스텝 3-미니멀 웨이트를 오른발에 실었다가 전체 체중을 왼발에 리플레스한다.
(**주의** 항상 기술을 분석하듯이 피겨를 보여주시오. 만약 스텝 번호 대신에 카운트를 사용하고 싶다면 그 선택은 당신이 하는 것이라는 것을 잊지 마시오.)

Q.16 Now give the footwork
1-Ball flat ; 2-Pressure on toe ; 3-Ball flat

Q.16 풋워크를 말하시오.
스텝 1- 볼 플랫 ; 스텝 2-발가락으로 마루를 누른다. ; 스텝 3- 볼 플랫

Q.17 Is there any turn on a Whisk?
Normally there is not turn although a Whisk to the Right may be turned to left to achieve Promenade Position(Lady turns Right). When in Promenade Position a Whisk to the Left may be turned to Right to face partner (Lady would turn to Left).
(L&F: Steps 4-6 of the Rolling off the Arm is a Whisk to the Right for the Man. He will turn to the Right if he wished to end in Closed Position)

Q.17 휘스크에 턴이 있는가?
휘스크 투 라이트에서 왼쪽으로 (여자는 오른쪽으로) 턴을 해서 프롬나드 포지션을 취할 수 있다 할지라도 정상적으로는 턴을 하지 않는다. 프롬나드 포지션에서 휘스크 투 레프트를 추는 경우에는 오른쪽으로(여자는 왼쪽으로) 턴해서 파트너를 마주보게 된다.
(L&F: 롤링 오프 디 암의 스텝 4-6에서는 남자가 휘스

트 투 라이트를 춘다. 남자는 클로즈드 포지션으로 끝나기를 바란다면 오른쪽으로 턴을 한다.)

Q.18 Does the Lady dance the normal opposite to the Man when he is dancing a Whisk?

No - if he is dancing a Whisk to the Left he may turn the Lady to her Right under the raised arms. If he is dancing a Whisk to the Right he may turn the Lady to her Left under the raised arms.

Q.18 남자가 휘스크를 출 때, 여자는 남자와 반대로 춤을 추는가?

아뇨. 만약 남자가 휘스크 투 레프트를 한다면 남자는 올린 팔 아래에서 여자를 그녀의 오른쪽으로 턴을 시킨다. 만약 남자가 휘스크 투 라이트를 한다면 남자는 여자를 올린 팔 아래에서 그녀의 왼쪽으로 턴을 시킨다.

Q.19 What steps does the Lady dance on this Underarm Turn

She is dancing a Spot Volta with a little difference - the first step will be forward instead of the Cuban Cross ; as she makes a 1/4 turn. This will ensure that she moves a little away from the Man if she is too close to him to make her underarm turn with comfort

Q.19　언더 암 턴에서 여자는 무슨 스텝을 추는가?
　　　　조금 다른 스팟 볼타를 춘다. 첫 번째 스텝에서 여자가 1/4턴을 할 때, 큐반 크로스 대신에 발을 앞으로 내딛는다. 이것은 여자가 남자에게 너무 가까이 있어 편안하게 언더 암 턴을 할 수 없을 때, 남자로부터 조금 떨어져서 움직일 수 있게 해준다.

Q.20　How many types of Samba Walk do you know?
　　　　Three-the Samba Walk in PP ; a Side Samba Walk ; a Stationary Samba Walk.
(A ; L&F: Add a Samba Walk in Right Shadow Position on same foot as partner. Also the Walks may be danced in Right Side Position during the Rolling off the Arm)

Q.20　얼마나 많은 종류의 삼바 워크를 알고 있는가?
　　　　세 가지- 프롬나드 포지션에서 하는 삼바 워크 ; 사이드 삼바 워크 ; 스테이셔너리 삼바 워크.
(A ; L&F: 라이트 쉐도우 포지션에서 파트너와 똑같은 발로 하는 삼바 워크를 첨가하시오. 또한 롤링 오프 디 암을 추는 동안 라이트 사이드 포지션에서 삼바 워크를 출 수도 있다.)

Q.21 **As Man ; dance a LF** Samba Walk **; a** Side Samba Walk **; another LF Samba Walk and another** Side Samba Walk **; followed by four** Stationary Walks

As always ; show this very clearly ; and make sure that when you dance the second Samba Walk after the Side Samba Walk ; you take the LF forward and slightly across. Also make sure when you are dancing the following Side Walk to follow with the Stationary Walks ; you show a 1/4 turn to face partner

Q.21 남자로 왼발 삼바 워크, 사이드 삼바 워크, 한 번 더 왼발 삼바 워크 그리고 한 번 더 사이드 삼바 워크를 춘후 이어서 스테이셔너리 워크를 4번 추시오.

항상 말하는 것처럼, 이 동작들을 아주 명확하게 보여줘야 한다. 사이드 삼바 워크를 하고 두 번째 삼바 워크를 할 때, 왼발을 조금 교차해서 앞으로 내딛는다. 또한 사이드 삼바 워크 다음 스테이셔너리 워크를 출 때는 1/4턴을 하여 파트너와 마주보는 것을 확실히 보여주시오.

Q.22　Is the foot position normal on step 1 of the LF Walk when it follows the Side Walk?
No - it will be taken slightly across so that the couple do not move too far away from each other

Q.22　사이드 삼바 워크를 춘 후 왼발 워크를 출 때 스텝 1에서 풋 포지션은 정상적인가?
아뇨. - 커플이 서로 너무 멀리 떨어지지 않게 하기 위해 발을 조금 가로질러 놓는다.

Q.23　What have all the Samba Walks in common?
They all have very slight bounce and the third step is drawn back. The footwork is the same throughout

Q.23　모든 삼바 워크의 공통점은 무엇인가?
모든 삼바 워크는 아주 약한 바운스를 가지고 있고, 세 번째 스텝은 뒤로 끌어당긴다. 풋워크는 전체적으로 모두 똑같다.

Q.24　Give the foot positions on the RF Samba Walk in PP
1-RF fwd in PP ; 2-LF back in PP without weight ;

small step ; toe turned out ; 3- take minimal weight to LF and draw RF back about 8cm(3") in PP

Q.24 프롬나드 포지션에서 오른발 삼바 워크의 풋 포지션을 말하시오.

스텝 1- 오른발을 프롬나드 포지션에서 앞으로 내딛는다. ; 스텝 2- 왼발을 프롬나드 포지션에서 체중 없이 작은 보폭으로 뒤로 놓는다. 이때 왼발을 토 턴 아웃시킨다. ; 스텝 3- 프롬나드 포지션에서 왼발에 미니멀 웨이트 실었다가 즉시 오른발에 체중을 이동시키고 오른발을 약 8센티(3인치)정도 뒤로 끌어당긴다.

Q.25 Explain the pelvic action on the Samba Walk

The pelvis will swing naturally towards the stepping foot on 1 & 2 ; and then commence to return to normal position on step 3. This pelvic action is slight ; and should never be exaggerated

Q.25 삼바 워크에서 골반 동작을 설명하시오.

골반은 스텝 1과 2에서 스텝 하는 발을 향해 자연스럽게 스윙한다. 그 다음 스텝 3에서 정상 위치로 되돌아오기 시작한다. 이 골반 동작은 약하기 때문에 결코 과장되어서는 안 된다.

Q.26 Where are the body and feet facing in the Samba Walks in PP?

The feet and lower part of the body are facing the Line of Dance. The shoulders will be turned slightly towards partner to create the Promenade Position

Q.26 프롬나드 포지션에서 하는 삼바 워크에서 몸과 발은 어디를 보게 되는가?

발과 하체는 LOD를 향해 있다. 어깨는 프롬나드 포지션을 만들기 위해 파트너 쪽으로 조금 턴한다.

Q.27 Is the hold normal when dancing the Samba Walk in PP?

No - owing to the close proximity of the hips there is a slight adjustment of the hold ; the Man will slide his R hand to just below the Lady's R shoulder blade and the Lady will slide her L hand across the Man's back at approximately shoulder blade level

Q.27 프롬나드 포지션에서 삼바 워크를 출 때, 홀드는 정상 홀드인가?

아뇨.- 서로의 힙이 아주 가까이 있기 때문에 홀드는 약간 조정을 해야 한다 ; 남자는 오른손을 여자의 오른쪽 견갑골 아래로 미끄러져 내리고 여자는 왼손을 대략 남자 등의 견갑골 위치에서 가로질러 내려와야 한다.

Q.28 What is the knee action on step 3 of the Samba Walk?
The knee is slightly straightened as the foot is drawn back and then slightly flexed

Q.28 삼바 워크의 스텝 3에서 무릎 동작은 무엇인가?
발을 뒤로 끌어당길 때 무릎을 조금 펴야 한다. 그리고 나서 조금 구부린다.

Q.29 Give the foot positions of the Side Samba Walk as Man
1-RF fwd in PP ; 2-LF to side and slightly back in PP without weight ; toe turned out ; 3-Take minimal weight to LF and draw RF towards LF about 8cm(3") in PP

Q.29 사이드 삼바 워크의 남자의 풋 포지션을 말하시오.
스텝 1-프롬나드 포지션에서 오른발을 앞으로 내딛는다. ; 스텝 2-프롬나드 포지션에서 체중 없이 왼발을 옆으로 그리고 조금 뒤로 하고 토 턴 아웃 한다. ; 스텝 3-프롬나드 포지션에서 미니멀 웨이트를 왼발에 실었다가 오른발을 왼발 쪽으로 약 8센티(3인치) 정도 끌어당긴다.

Q.30　Now give the footwork of the Side Samba Walk

1-Ball flat ; 2-Pressure on inside edge of toe ; 3-Flat with pressure on ball of foot

Q.30　사이드 삼바 워크의 풋워크를 말하시오.

　　　스텝 1-볼 플랫 ; 스텝 2-발가락 안쪽 모서리로 마루를 누른다 ; 스텝 3-볼로 마루를 누르면서 플랫.

Q.31　How does the Man lead the Side Samba Walk?

　　　The first step is a weight change and he slightly retracts his arms. On the second step he will increase the tone of the arms and slightly extend his R arm to R side over 2 and 3

Q.31　남자는 사이드 삼바 워크를 어떻게 리드하는가?

　　　첫 스텝에서의 리드는 웨이트 체인지 그리고 팔은 조금 자신의 몸 쪽으로 끌어당긴다. 두 번째 스텝에서 팔의 톤을 증가시키고 스텝 2와 3에서 오른팔을 오른쪽 옆으로 뻗는다.

Q.32　When is the turn made on a Side Samba Walk?

　　　Between steps 2 and 3

Q.32 사이드 삼바 워크에서 턴은 언제 일어나는가?
스텝 2와 스텝 3사이.

Q.33 What may follow the Side Samba Walk?
A Samba Walk in PP

Q.33 사이드 삼바 워크의 후행피겨는 무엇인가?
프럼나드 포지션로 추는 삼바 워크.

Q.34 Give the alternative finishing position for the Side Samba Walk
It may be finished in Open PP having released hold with R hand ; or in Closed Position having turned 1/4 to R(Lady 1/4 to L) between 2 and 3

Q.34 사이드 삼바 워크의 변형된 마무리 자세를 말하시오.
먼저 오른손 홀드를 놓고 오픈 프롬나드 포지션에서 끝내거나 ; 스텝 2와 3사이에 오른쪽으로 1/4턴(여자는 왼쪽으로 1/4턴)을 먼저 하고 클로즈드 포지션으로 끝낼 수 있다.

Q.35 **What may follow the** Side Samba Walk **when it is ended in** Open PP**?**
Criss Cross Bota Fogos (A: Criss Cross Voltas ; Solo Spot Volta ; L&F: Maypole ; Man turning L ; Foot Change No. 3 from Open PP to R Shadow Position)

Q.35 **사이드 삼바 워크가 오픈 프롬나드 포지션으로 끝났을 때 후행피겨는 무엇인가?**
크리스 크로스 보타 포고스 (A: 크리스 크로스 볼타 ; 솔로 스팟 볼타 ; L&F: 남자가 왼쪽으로 턴 하는 메이폴 ; 오픈 프롬나드 포지션에서 라이트 쉐도우 포지션으로 바꾸는 풋 체인지 No.3.)

Q.36 **Is there any difference in the foot position of the first step of the** Stationary Samba Walk **and the first step of the subsequent** Stationary Samba Walk**s?**
Yes - on the first one the foot closes ; on subsequent Walks the foot will close slightly forward

Q.36 **스테이셔너리 삼바 워크의 첫 스텝과 계속 이어서 하는 스테이셔너리 삼바 워크의 첫 스텝 사이의 풋 포지션에는 차이점이 있는가?**
있다. - 스테이셔너리 삼바 워크의 첫 스텝은 발을 모은다. 그러나 계속 이어서 하는 스테이셔너리 삼바 워크에서는 첫 스텝을 조금 앞으로 하여 모은다.

Q.37 What holds may be used when dancing the Stationary Samba Walks?
Normal hold or L to R Hand hold

Q.37 스테이셔너리 삼바 워크를 할 때 어떤 홀드를 사용할 수 있는가?
정상 홀드나 왼손-오른손 홀드

Q.38 Does the Lady always dance a Stationary Samba Walk at the same time as the Man?
No - the Man may lead her to dance a turn under the raised arms. (F: Foot Change No.7 from R Contra Position to Open Counter PP)

Q.38 여자는 항상 남자와 동시에 스테이셔너리 삼바 워크를 추는가?
아뇨. - 남자는 여자를 리드하여 올린 팔 아래에서 턴을 하게 할 수 있다. (F: 라이트 콘트라 포지션에서 풋 체인지 No.7을 하여 오픈 카운트 프롬나드 포지션으로 할 수 있다.)

Q.39 Explain the uses of the Rhythm Bounce

It is often used to start a dance or as a means of achieving good phrasing. If the feet are already apart a weight change is not made on the first step.

If the feet are together the normal step to the side will be taken; or in another direction if necessary. One or two bars (measures) of music may be used

Q.39 리듬 바운스의 사용에 대해 설명하시오.

알맞은 프레이징을 얻기 위한 방법 또는 춤을 시작하기 위해 종종 사용된다. 만약 발이 이미 벌어져 있다면 첫 스텝에서는 체중 변화가 일어나지 않는다. 만약 발을 모으고 있다면 옆으로 정상 스텝을 취하거나 필요하다면 또 다른 방향으로 할 수도 있다. 음악의 하나 또는 두 소절(마디)이 사용된다.

Q.40 Give the foot positions of a Volta commenced with the RF

1-RF in front of LF, Cuban Cross ; 2-LF to side and slightly back without weight, toe turned out ; 3-Take apart weight to LF and draw RF in front of LF ; Cuban Cross ; Repeat steps 2 & 3 twice more
(**Note** *You could show this with or without turn*)

Q.40 오른발로 시작하는 볼타의 풋 포지션을 말하시오.

스텝 1-오른발을 왼발 앞으로 큐반 크로스 한다.; 스텝 2-왼발을 체중 없이 옆으로 그리고 조금 뒤로 놓고 토 턴 아웃 한다.; 스텝 3-왼발에 파트 웨이트를 싣고 오른발을 왼발 앞으로 끌어당겨 큐반 크로스 한다.; 스텝 2와 3을 두 번 더 반복한다.
(**주의** 턴을 하면서 혹은 턴 없이 이 피겨를 보여줄 수 있다.)

Q.41 What is the difference between part weight and minimal weight?

Part weight refers to a step where the weight is centralized between the two feet ; Minimal weight refers to a step where less than half weight is taken onto the foot

Q.41 파트 웨이트와 미니멀 웨이트의 차이점은 무엇인가?

파트 웨이트는 체중이 두 다리 사이의 중심에 있는 스텝을 말한다.; 미니멀 웨이트는 발에 전체 체중의 절반 이하가 실리는 스텝을 말한다.

Q.42 How much turn is made on the Travelling Volta?

The Travelling Volta may be danced without turn; or up to 3/8 turn may be made over the 7 steps

Q.42 트래블링 볼타에서 턴 양은 얼마인가?

트래블링 볼타는 턴 없이 춤을 추거나 7 스텝을 추는 동안 3/8턴까지 할 수 있다.

> ☼ 참고 : 스텝 7(step 7)과 7 스텝(7 steps)의 차이점은?
> 스텝 7은 전체 스텝 중에서 7번째 하는 스텝을 말하고, **7 스텝**은 스텝을 7번 하는 것을 말한다.

Q.43 Is there an inclination of the body when dancing the Volta?

A slight inclination of the body to the R may be used when the Volta is commenced with RF; or to the L when it is commenced with the LF. The degree of inclination may be gradually increased in proportion to the amount of turn used. Exceptions to this rule: No inclination of the body is used when the Lady is dancing her Spot Volta under the raised arms. (No inclination of the body is used when the Lady is dancing a Spot Volta or the Man is dancing a Foot Change. L: There is no inclination of the body when dancing the Maypole. F: In the Roundabout when commenced with RF; the Man may incline his body slightly to R or L - Lady normal opposite; likewise when commenced with LF; the body may be inclined either way. The inclination of the body on the Roundabout is not increased)

Q.43 볼타를 출 때 몸의 기울기가 있는가?

오른발로 시작할 때는 몸을 오른쪽으로 약간 기울이고 왼발로 시작할 때는 왼쪽으로 기울일 수 있다. 기울기 정도는 사용되는 턴 양에 비례하여 점점 증가할 수 있다. 이 규칙에는 예외가 있다. 여자가 올린 팔 아래에서 스팟 볼타를 할 때는 몸을 기울이지 않는다. (여자가 스팟 볼타를 추거나 남자가 풋 체인지를 할 때 몸을 기울이지 않는다. L: 메이폴을 출 때 몸을 기울이지 않는다. F: 오른발로 시작하는 라운드 어바웃에서 남자는 몸을 오른쪽이나 왼쪽으로 기울일 수 있다.- 여자는 그 반대로 하면 된다. 마찬가지로 왼발로 시작할 때 몸은 오른쪽으로 기울여진다. 라운드 어바웃에서 몸의 기울기는 증가되지 않는다.)

Q.44 Explain the Lady's Spot Volta when it is danced turning under the arm

Lady will turn 1/4 to R and step fwd on RF on count 1 ; then she will dance steps 2&3 of the Spot Volta LR ; completing a further 3/4 turn to R (a2)

Note *The only Voltas required for the Student Teacher Examination are the Travelling Volta in Close Position ; either with Normal hold or L to R Hand hold ; or the Lady's Spot Volta under the arm as Man dances a Whisk or a Stationary Walk*

Q.44 팔 아래에서 스팟 볼타를 할 때 여자의 스팟 볼타에 대해 설명하시오.

여자는 오른쪽으로 1/4턴을 하고 카운트 1에서 오른발을 앞으로 내딛는다. 그 다음 여자는 스팟 볼타의 스텝 2와 3을 추며(왼발 오른발) 오른쪽으로 3/4턴을 더 한다 (a2)

주의 스튜던트-티쳐 시험에서만 요구되는 볼타는 정상 홀드 혹은 왼손-오른손 홀드로 클로즈드 포지션에서 하는 트래블링 볼타. ; 또는 남자가 휘스크나 스테이셔너리 워크를 할 때 팔 밑에서 여자가 스팟 볼타를 하는 것이다.

Q.45 As Man ; give the foot positions for the Travelling Bota Fogos Forward

1-RF fwd in CBMP outside partner ; 2-LF to side

without weight ; 3-Take minimal weight to LF and replace weight to RF ; 4-LF fwd in CBMP outside partner on L side ; 5-RF to side without weight ; 6-Take minimal weight to RF and replace weight to LF

Q.45 트래블링 보타 포고스 포워드를 할 때 ; 남자의 풋 포지션을 말하시오.

스텝 1-아웃 사이드 파트너 상태로 오른발을 CBMP로 앞으로 내딛는다. ; 스텝 2-체중 없이 왼발을 옆으로. ; 스텝 3-왼발에 미니멀 웨이트를 실었다가 전체 체중을 오른발에 리플레스한다. ; 스텝 4- 남자의 왼쪽에 아웃 사이드 파트너 상태로 왼발을 CBMP로 앞으로 내딛는다. ; 스텝 5- 오른발을 체중 없이 옆으로 ; 스텝 6- 오른발에 미니멀 웨이트를 실었다가 전체 체중을 왼발에 리플레스한다.

☼ 참고 : **CBMP로란?**

CBMP는 Contra Body Movement Position의 약자이다. 한발을 나머지 발의 일직선상에 앞으로 딛거나 뒤로 놓는 동작이다. 예를 들어 'CBMP로 오른발을 앞으로 딛는다'라는 말은 왼발의 일직선상에 오른발을 앞으로 내 딛는 것을 표현하는 말이다. 결과적으로 하나의 트랙에 두발이 위치하여 깔끔한 하나의 라인(line)을 만든다.

Q.46 Give the alignment of step 2 as Man and Lady

Man: Toe pointing DC ; body facing LOD
Lady: Backing DW ; body backing LOD

Q.46 남자와 여자의 스텝 2의 얼라인먼트를 말하시오.

남자: 토는 DC방향을 포인팅 ; 몸은 LOD를 향한다.
여자: DW 방향을 등지고 ; 몸은 LOD 방향을 등진다.

Q.47 What may precede and follow the Travelling Bota Fogos Forward?

Precede with the Natural Basic Movement commenced facing LOD and turn 1/8 L over 2 and 3(4-6 are danced with Lady outside)
Follow with the Natural Basic Movement commenced outside partner and turn 1/8 R over 2 and 3 to get into normal position again

Q.47 트래블링 보타 포고스 포워드의 선행 피겨와 후행 피겨는 무엇인가?

선행 피겨는 LOD를 보고 시작하고 스텝 2-3에서 왼쪽으로 1/8턴 하는 내츄럴 베이직 무브먼트(스텝 4-6에서 여자가 아웃사이드 파트너 상태에서 춘다)

후행 피겨는 아웃사이드 파트너 상태에서 시작하고 스텝 2-3에 오른쪽으로 1/8턴을 하여 다시 정상 포지션으로 돌아가는 내츄럴 베이직 무브먼트.

Q.48 When the Bota Fogos Forward are started with the LF what differences occur on the first step?
The first step is taken in line with partner ; facing DW

Q.48 보타 포고스 포워드를 왼발로 시작할 때 첫 스텝에 어떤 차이점이 발생하는가?
DW를 보면서 파트너와 일직선상에서 첫 스텝을 내딛는다.

Q.49 What is the construction of the Criss Cross Bota Fogos
Start in PP with L to R Hand hold. The Man will dance a LF Travelling Bota Fogo Forward turning to L ; while he leads the Lady to pass in front of him under the raised arms whilst she is dancing a Travelling Bota Fogo Forward turning to the R ; passing in front of him under the raised arms. The

Man will dance a RF Travelling Bota Fogo Forward turning to the R ; whilst leading the Lady to dance a LF Travelling Bota Fogo Forward turning to the L ; passing in front of him again under the raised arms. They will end in Open PP

Note *It is a good idea to show a precede; for example show the* Side Samba Walk *leading the Lady slightly in advance before releasing hold with R hand to place her in the correct position to start the* Criss Cross Bota Fogos

Q.49   크리스 크로스 보타 포고스는 어떻게 구성되어 있는가?

왼손-오른손 홀드로 프롬나드 포지션에서 시작한다. 남자는 왼쪽으로 돌면서 왼발 트래블링 보타 포고스 포워드를 추며 여자가 올린 팔 아래서 남자 앞으로 지나가도록 리드한다. ; 이 때, 여자는 오른쪽으로 턴을 하면서 트래블링 보타 포고스 포워드를 춘다. ; 그 다음 남자는 오른쪽으로 돌면서 오른발 트래블링 보타 포고스 포워드를 추면서 여자가 올린 팔 밑으로 왼발 트래블링 보타 포고스 포워드를 하며 왼쪽으로 돌도록 리드한다. 남녀 모두 오픈 프롬나드 포지션으로 끝난다.

주의 선행 동작을 보여주는 것은 좋은 생각이다 ; 예를 들어 크리스 크로스 보타 포고스를 시작할 수 있는 정확한 위치로 여자가 갈 수 있도록 오른손 홀드를 풀기 전에 미리 여자를 약간 앞으로 리드하면서 사이드 삼바 워크를 보여주시오.

Q.50 What may follow the Criss Cross Bota Fogos?
The Man may dance a LF Stationary Walk turning the Lady to her R under the raised arms for her Spot Volta. Lady dances 1-3 of a Spot Volta turning 3/4 R. (A: Criss Cross Volta. L&F: Maypole with Man turning L: Foot Change No.3)
Note *(A) The Underarm Turn could be ended in Promenade Position ; or L&F - R Side Position*

Q.50 크리스 크로스 보타 포고스의 후행 피겨는 무엇인가?
남자는 올린 팔 아래서 여자가 스팟 볼타를 하도록 여자를 그녀의 오른쪽으로 턴을 시키며 왼발 스테이셔너리 워크를 춘다. 여자는 오른쪽으로 3/4턴을 하며 스팟 볼타의 스텝 1-3을 춘다. (A: 크리스 크로스 볼타. L&F: 남자가 왼쪽으로 도는 메이폴. L: 풋 체인지 No.3)
주의 *(A) 언더 암 턴은 프롬나드 포지션으로 끝날 수 있다. ; 혹은 L&F- 라이트 사이드 포지션으로 끝날 수 있다.*

제 2 장 ASSOCIATE
어소시에이트

Q.51 As Man give the amount of turn on the Travelling Bota Fogos Back

No turn on 1 ; 1/4 to L over 2&3 ; no turn on 4 ; 1/4 to R over 5&6 ; 1/8 to L on 7 ; 3/8 to L over 8&9 ; 1/8 to L on 10 ; no turn on 11 ; slight body turn to L on 12

Q.51 트래블링 보타 포고스 백에서 남자의 턴 양을 말하시오.

스텝 1에서 턴을 하지 않는다. ; 스텝 2와 3에서 왼쪽으로 1/4턴을 한다. ; 스텝 4에서 턴을 하지 않는다. ; 스텝 5와 6에서 오른쪽으로 1/4턴을 한다. ; 스텝 7에서 왼쪽으로 1/8턴을 한다. ; 스텝 8와 9에서 왼쪽으로 3/8턴을 한다. ; 스텝 10에서 왼쪽으로 1/8턴을 한다. ; 스텝 11에선 턴을 하지 않는다. ; 스텝 12에서 몸을 약간 왼쪽으로 돌린다.

Q.52 Give the foot position and alignment on steps 7 & 10 as Lady

The foot position on step 7 is LF fwd in CBMP OP on L side ; facing LOD.
Step 10 is RF fwd in CBMP OP ; facing against LOD

Q.52   스텝 7와 10에서 여자의 얼라인먼트와 풋 포지션을 말하시오.

스텝 7에서 풋 포지션은 LOD 방향을 보며 왼쪽에서 아웃사이드 파트너와 CBMP로 왼발을 앞으로 딛는다. 스텝 10은 역LOD 방향을 보며 아웃사이드 파트너와 CBMP로 오른발을 앞으로 딛는다.

Q.53   What may precede the Travelling Bota Fogos back?
(A&L: 1-3 of Reverse Turn ; F: 1-3 of Reverse Roll)

Q.53   트래블링 보타 포고스 백의 선행 피겨는 무엇인가?
(A&L: 리버스 턴의 스텝 1-3 ; F: 리버스 롤의 스텝 1-3)

Q.54   When dancing the Bota Fogos to PP and CPP how much turn do you make on each of the three Bota Fogos?

1/8 to L on the first Bota Fogo ; 1/4 to R on the second ; 3/8 to L on the third ; with the body turning slightly less

Q.54 보타 포고스 투 피피 앤 씨피피를 출 때 세 번의 보타 포고스 각각의 턴 양을 말하시오.

첫 번째 보타 포고스는 왼쪽으로 1/8턴을 한다.; 두 번째 보타 포고스는 오른쪽으로 1/4턴을 한다.; 세 번째 보타 포고스는 왼쪽으로 3/8턴을 한다.; 이 때 몸은 조금 덜 돈다.

Q.55 Where will the Reverse Turn end when following with the Bota Fogos to PP and CPP?

It will be underturned to end facing wall

Q.55 리버스 턴의 후행 피겨로 보타 포고스 피피 앤 씨피피를 출 때, 리버스 턴은 어떤 방향으로 끝내야 하는가?

언더 턴을 하여 월 방향을 보고 끝낸다.

☼ 참고 : 언더 턴이란?

정상의 턴보다 조금 덜 턴 하는 것을 말한다. 오버턴(overturned)이란 정상의 턴보다 더 턴 하는 것을 말한다.

Q.56　Is it necessary to dance all 9 steps of the Bota Fogos to PP and CPP**?**

No - steps 1-3 only are often danced as a quick way of getting into Promenade Position

Q.56　보타 포고스 피피 앤 씨피피의 스텝 9개를 모두 출 필요가 있는가?

아뇨. - 프롬나드 포지션으로 들어가는 빠른 방법으로 스텝 1-3을 한다.

Q.57　What are the Criss Cross Volta**s?**

They are commenced in Counter PP. The Man will dance seven steps of the Travelling Volta to R ; curving to L behind Lady's back whilst leading her to dance to Travelling Volta to her L curving to R and passing in front of Man under the raised arms. End in Open Counter PP. Then the Man will dance 7 steps of the Travelling Volta to L ; curving to R behind Lady's back and leading her to dance a Travelling Volta to R curving to L and passing in front of Man under the raised arms. End in Closed Position. They could be danced with the Man passing in front of the Lady on the first set of Voltas; passing her in front in the normal way on the second set of Voltas.

Q.57 크리스 크로스 볼타는 무엇인가?

크리스 크로스 볼타는 카운트 프롬나드 포지션에서 시작한다. 남자는 올린 팔 아래에서 여자가 오른쪽으로 곡선을 그리면서 그녀의 왼쪽으로 트래블링 볼타를 추도록 리드하여 남자의 앞을 지나가는 동안 여자의 등 뒤에서 왼쪽으로 곡선을 그리면서 오른쪽으로 트래블링 볼타의 7개 스텝을 한다. 남녀 모두 오픈 카운트 프롬나드 포지션으로 끝난다. 그런 다음 남자는 여자의 등 뒤에서 오른쪽으로 곡선을 그리며 왼쪽으로 트래블링 볼타의 7개 스텝을 하면서 올린 팔 아래에서 여자가 트래블링 볼타 투 라이트를 하며 남자 앞을 지나도록 리드한다. 남녀 모두 클로즈드 포지션으로 끝난다. 크리스 크로스 볼타의 첫 번째 볼타 세트에서 남자가 여자 앞으로 지나가면서 춤을 출 수도 있다. 이 때, 두 번째 세트에서는 다시 보통 방법으로 여자가 남자의 앞으로 지나간다.

Q.58 Is there an alternative way of dancing steps 6 & 7 of these Travelling Voltas?

Yes - 6&7 may be danced as 2 & 3 of a Bota Fogo ; the Man turning to the L and the Lady to R. Likewise 13 & 14 may be danced as 2 & 3 of a Bota Fogo ; Man turning to R and Lady to L. The amount of turn overall remains unchanged.

Q.58 **트래블링 볼타**의 스텝 6와 7을 추는 변형적인 방법이 있는가?

있다. - 스텝 6와 7에서 남자는 왼쪽으로 돌고 여자는 오른쪽으로 돌면서 보타 포고스 스텝 2와 3을 출 수도 있다. 마찬가지로 스텝 13과 14는 남자가 오른쪽으로 턴을 하고 여자는 왼쪽으로 턴을 하면서 보타 포고스의 스텝 2와 3을 출 수 있다. 전체적인 턴 양은 변하지 않은 채 유지된다.

Q.59 **What Finishing Positions may be used on the Criss Cross Voltas?**

Closed Position ; Open Promenade Position ; Open Counter Promenade Position after the 7th step.(L&F: Right Side Position)

Q.59 **크리스 크로스 볼타**는 어떤 마무리 포지션을 사용할 수 있는가?

클로즈드 포지션 ; 오픈 프롬나드 포지션 ; 7번째 스텝 후에 오픈 카운트 프롬나드 포지션 (L&F: 라이트 사이드 포지션)

Q.60 What may follow the Criss Cross Voltas when ended in Open CPP ; having danced only the first 7 steps?

4-6 of the Criss Cross Bota Fogos.(L: Maypole with Man turning to R ; F: Samba Locks)

Q.60 먼저 첫 번째 7개의 스텝만 춘 후 오픈 카운트 프롬나드 포지션으로 끝날 때, 크리스 크로스 볼타 뒤에 어떤 피겨가 올 수 있는가?

크리스 크로스 보타 포고스의 스텝 4-6가 올 수 있다. (L: 남자가 오른쪽으로 턴을 하는 메이폴. ; F: 삼바 락)

Q.61 How much turn is made on the Solo Spot Volta?

Normally a complete turn is made. An additional bar of music may be used when repeating steps 2&3 twice ; completing another full turn. When the Solo Spot Volta is turned to L for Man and R for Lady ; it may also commence in Open PP ; in which case 7/8 turn would be made

Q.61 솔로 스팟 볼타에서 턴 양을 얼마인가?

정상적으로 완전한 1회전이 이루어진다. 스텝 2와 3을 두 번 더 반복하여 한 번 더 1회전을 할 때에는 음악의 소절이 더 사용된다. 솔로 스팟 볼타에서 남자가 왼쪽으로 여자는 오른쪽으로 턴을 할 때 오픈 프롬나드 포지션에서 시작할 수도 있다. ; 이 경우에는 7/8턴을 한다.

Q.62 Describe the Foot Change No.1 from Closed Position to R Shadow Position

The Man will replace his weight to RF while leading the Lady to turn to L ; releasing hold ; count 1 ; Hold position with weight on RF ; count a ; then LF diagonally fwd ; small step ; count 2 ; taking R Shadow Hold at the end of Lady's turn. The Lady will dance a Spot Volta a her L ; turning 1/2. Alternatively the Man could turn Lady under raised L arm and change to R Shadow Hold at the end of her turn

Q.62 클로즈드 포지션에서 라이트 쉐도우 포지션으로 바뀌는 풋 체인지 No.1을 설명하시오.

남자는 홀드를 풀고 여자가 왼쪽으로 턴 하도록 리드하면서 체중을 오른발에 리플레스한다(카운트 1). ; 카운트 a에 오른발에 체중을 싣고 그 자세를 그대로 유지한다. ; 그 다음 작은 보폭으로 왼발을 다이아거너리 포워드 방향으로 내딛는다(카운트 2). ; 그리고 여자가 턴을 마칠 때 라이트 쉐도우 홀드를 한다. 여자는 스팟 볼타 하면서 그녀의 왼쪽으로 1/2턴을 한다. 다른 방법으로는 남자가 올린 왼팔 아래에서 여자를 턴 시켜 여자가 턴이 끝났을 때 라이트 쉐도우 홀드로 바꿀 수 있다.

Q.63 Which figures may be danced using the same foot as partner when in R Shadow Position?

Samba Walks ; Travelling Bota Fogos Fwd ; Shadow Travelling Voltas ; The Rhythm Bounce may also be used in this position(L: Shadow Circular Voltas ; F: Cruzados Walks and Cruzados Rocks)

Q.63 라이트 쉐도우 포지션으로 파트너와 같은 발을 사용하여 춤추는 피겨는 어떤 것이 있는가?

삼바 워크 ; 트래블링 보타 포고스 포워드 ; 쉐도우 트래블링 볼타 ; 리듬 바운스도 역시 이 포지션에서 사용될 수 있다. (L: 쉐도우 서큘러 볼타 ; F: 크루자도스 워크 그리고 크루자도스 락)

Q.64 Now describe the Foot Change No.2 from Right Shadow to Closed Position

Man will step fwd on RF leading Lady to turn to R ; releasing hold(1) ; Hold position with weight on RF(a) ; then turn 1/4 to R on RF and close LF to RF to face Lady(2). Take normal hold at end of Lady's turn. The Lady will dance a Spot Volta turning 3/4 to her R

Q.64 라이트 쉐도우에서 **클로즈드 포지션**으로 바꾸는 **풋 체인지 No.2**를 설명하시오.

홀드를 풀고 남자는 여자를 오른쪽으로 턴 하도록 리드하면서 오른발을 앞으로 한다(1) ; 오른발에 체중을 두고 그 자세를 그대로 유지한다(a) ; 그 다음 오른발을 축으로 오른쪽으로 1/4턴을 하고 왼발을 오른발에 모으면서 여자를 마주본다(2). 여자가 턴을 끝낼 때 정상 홀드를 취한다. 여자는 자신의 오른쪽으로 3/4턴을 하면서 스팟 볼타를 춘다.

Q.65 What is the Shadow Travelling Volta?

It is a Travelling Volta ; Man and Lady using the same foot ; danced in R Shadow Position. It may be commenced with RF or LF making no turn; or curving up to 3/8 over 1-7

Q.65 쉐도우 트래블링 볼타는 무엇인가?

라이트 쉐도우 포지션 상태에서 남자와 여자가 같은 발을 사용하여 춤을 추는 트래블링 볼타를 말한다. 왼발 또는 오른발로 시작할 수 있으며 턴하지 않거나 스텝 1-7을 하는 동안 곡선으로 3/8턴까지 할 수도 있다.

Q.66 **Give an** amalgamation **suitable for the Bronze Medallist incorporating the** Shadow Travelling Volta

(There are many ways of amalgamating figures in R Shadow Position - a possible idea would be as follows) -

Dance a Natural Basic Movement ended facing LOD ; then Foot Change No.1 from Closed Position R Shadow Position ; into a Travelling Bota Fogo Fwd commencing with RF ; making 1/8 turn on the Travelling Bota Fogo ; to face DW. Then a Shadow Volta commencing with LF curving 1/4 to L to face DC ; into a Shadow Volta with the RF ; this time curving just 1/8 turn to R to face LOD. Now into three Samba Walks starting with LF and finish with the Foot Change No.2 from R Shadow Position to Closed Position. This amalgamation takes 12 bars of music

Q.66 쉐도우 트래블링 볼타를 포함한 중급 메달 응시자에게 적합한 아말가메이션을 말하시오.

(라이트 쉐도우 포지션 상태에서 하는 아말가메이션은 많이 있다. 다음은 가능한 방법 중 하나를 예시한 것이다.)

LOD를 보고 끝나는 내츄럴 베이직 무브먼트를 춘다.

그 다음 풋 체인지 No.1을 하여 클로즈드 포지션에서 라이트 쉐도우 포지션으로 바꾸고 오른발로 시작하는 트래블링 보타 포고스 포워드를 한다. 이 때 트래블링 보타 포고스를 추면서 1/8턴을 하여 DW을 향한다. 그 다음 왼발로 시작하는 쉐도우 볼타를 추면서 곡선으로 1/4턴을 하여 DC를 보고 끝난다. 다음 오른발 쉐도우 볼타를 춘다. 오른발 쉐도우 볼타를 추면서 오른쪽으로 1/8턴을 하여 LOD을 향한다. 이제 왼발로 시작하는 삼바 워크를 3번추고 풋 체인지 No.2를 하여 라이트 쉐도우 포지션에서 클로즈드 포지션으로 바꾸면서 끝난다. 이 연속 동작은 12소절의 음악이 필요하다.

Q.67 Give the foot positions of the Reverse Turn as Man

1-LF fwd ; 2-RF to side and slightly back without weight ; 3-Take minimal weight to RF and cross LF in front of RF ; toe turned out ; 4-RF back and slightly rightwards ; 5-Place L heel close to R heel without weight ; 6-Take minimal weight to LF and close RF to LF(Just a reminder - show the figure very accurately as you give the foot positions. You may give the rhythmic count on each step if you wish; in place of the step numbers)

Q.67 리버스 턴의 남자 **풋 포지션**을 말하라.

스텝 1-왼발을 앞으로.; 스텝 2-오른발을 체중 없이 옆으로 그리고 조금 뒤로.; 스텝 3-미니멀 웨이트를 오른발에 실었다가 왼발을 오른발 앞에 교차하며 토 턴 아웃 한다.; 스텝 4-오른발을 약간 오른쪽 방향으로 뒤로 한다.; 스텝 5-왼발 힐을 체중 없이 오른발 힐에 모은다.; 스텝 6-미니멀 웨이트를 왼발에 실었다가 오른발을 왼발 옆에 모은다.(**풋 포지션**을 말할 때 아주 정확한 피겨를 보여주시오. 원한다면 스텝 번호 대신에 각 스텝에서의 카운트를 말할 수도 있다.)

Q.68 Now give the foot positions **as Lady**

1-RF back ; 2-Place L heel close to R heel without weight ; 3-Take minimal weight to LF and close RF to LF ; 4-LF fwd ; 5-RF to side and slightly back without weight ; 6-Take minimal weight to RF and cross LF in front of RF with toe turned out

Q.68 이제 여자의 **풋 포지션**을 말하시오.

스텝 1-오른발을 뒤로.; 스텝 2- 왼발 힐을 오른발 힐에 체중 없이 모은다.; 스텝 3-미니멀 웨이트를 왼발에 실었다가 오른발을 왼발 앞에 교차한다.; 스텝 4-왼발 앞으로.; 스텝 5-체중 없이 오른발을 옆으로 그리고 조금 뒤로.; 스텝 6-미니멀 웨이트를 오른발에 실었다가 왼발을 오른발 앞에 교차하며 토 턴 아웃 한다.

Q.69 How does the Lady's step 1 differ from Man's step 4 when dancing the Reverse Turn?

Lady will step back with her RF on step 1 ; whereas on Man's step 4 he will step RF back and slightly rightwards. This is because he has a 1/4 turn to do between the 3rd and 4th steps ; while the Lady only makes 1/8 turn between her preceding step and step 1 of the Reverse Turn

Q.69 리버스 턴을 출 때, 여자 스텝 1과 남자 스텝 4 는 어떻게 다른가?

여자는 스텝 1에서 오른발을 뒤로 한다 ; 반면에 남자의 스텝 4는 오른발을 약간 오른쪽 방향으로 뒤로 놓는다. 왜냐하면 여자가 리버스 턴의 이전 피겨의 마지막 스텝 과 리버스 턴의 첫 번째 스텝 사이에서 1/8턴을 하는 반면, 남자는 3번째와 4번째 스텝 사이에 1/4턴을 해야 하기 때문이다.

Q.70 Would the Lady ever take step 1 RF back and slightly rightwards?

Yes- if the Reverse Turn is repeated; because she will end her first Reverse Turn backing DW ; and make 1/4 turn between step 6 and 1 of the following Reverse Turn

Q.70 여자는 스텝 1에서 오른발을 약간 오른쪽 뒤로 놓아야 하는가?

네. - 만약 리버스 턴을 반복하게 된다면, 여자는 첫 번째 리버스 턴을 DW를 등지고 끝내야 하고 그 다음 이어지는 리버스 턴의 첫 번째 스텝과 이전 동작의 6번째 스텝 사이에서 1/4턴을 해야 하기 때문이다.

Q.71 How much turn is made overall on the Reverse Turn?

7/8 to L

Q.71 리버스 턴에서 전체적으로 턴 양은 얼마인가?

왼쪽으로 7/8턴을 한다.

Q.72 How much turn is made on a second Reverse Turn?

A complete turn to L

Q.72 두 번째 리버스 턴에서 턴 양은 얼마인가?

왼쪽으로 완전하게 1 회전.

Q.73 Why would you not make a complete turn on the first Reverse Turn?

If the second Reverse Turn were started on LOD the first step would then move DC and the whole Reverse Turn would travel too much towards the centre of the room

Q.73 첫 번째 리버스 턴에서 왜 1회전을 하지 않는가?

만약 두 번째 리버스 턴이 LOD에서 시작된다면 첫 번째 스텝은 DC방향으로 움직이고 전체적으로 리버스 턴은 방의 중심을 향해 너무 많이 움직이기 때문이다.

Q.74 What is the alternative timing of the Reverse Turn ; and what differences occur if this timing were used?

We could use the timing of S QQ S QQ. Full weight would be taken onto each step. The footwork for the Man on 2 would be ball and 5 ball flat. For the Lady 2 would be ball flat and 5 ball. There is no bounce action when this timing is used

Q.74 리버스 턴의 변형 타이밍은 무엇인가?; 그리고 만약 이 타이밍이 사용된다면 어떤 차이점이 생기는가?

S QQ S QQ의 타이밍을 사용할 수 있다. 각 스텝에 전체 체중을 싣는다. 스텝 2에서 남자의 풋워크는 볼이고 스텝 5는 볼 플랫이다. 여자의 스텝 2는 볼 플랫이고, 스텝 5는 볼이다. 이 타이밍이 사용되면 바운스 동작은 없다.

Q.75 Explain the inclination of the body used on the Reverse Turn

Man - Incline the body slightly back on 1 ; back and slightly to R on 2&3 ; Incline the body slightly fwd on 4 and fwd and slightly to L on 5&6(Lady - normal opposite)

Q.75 리버스 턴에 사용되는 몸의 기울기를 설명하시오.

남자는 스텝 1에서 몸을 약간 뒤로 기울인다 ; 스텝 2와 3에서 뒤로 그리고 오른쪽으로 약간 기울인다 ; 스텝 4에 몸을 앞으로 기울인다. 스텝 5와 6에서 몸을 앞으로 그리고 왼쪽으로 약간 기울인다.(여자는 반대로 한다.)

Q.76 Which figures may follow 1-3 of the Reverse Turn?
Travelling Bota Fogos Back ; (L&F: Back Rocks)

Q.76 리버스 턴의 스텝 1-3 뒤에 올 수 있는 피겨는 무엇인가?
트래블링 보타 포고스 백. ; (L&F: 백 록)

Q.77 As Lady explain the foot positions of the Corta Jaca
LF back(S) ; RF back and slightly to side(Q); Slide LF rightwards(Q) ; RF fwd and slightly to side(Q) ; Slide LF rightwards (Q) ; repeat the first two Quicks (QQ)
Note *You may find it easier to give the foot positions of this figure with a count as given but if you prefer to give step numbers that is entirely up to you*

Q.77 코르타 자카의 여자 풋 포지션을 설명하시오.
  왼발을 뒤로(S). ; 오른발을 뒤로 그리고 조금 옆으로(Q). ; 왼발을 오른쪽으로 미끄러지듯 잡아당긴다(Q). ; 오른발을 앞으로 그리고 조금 옆으로(Q). ; 왼발을 오른쪽으로 미끄러지듯 잡아당긴다(Q). ; 처음 두 번의 퀵을 반복한다(QQ).
주의 *주어진 카운트를 하면서 이 피겨의 풋 포지션을 하게*

되면 더 쉽다는 것을 알게 될 것이다. 그러나 만약 스텝 번호를 말하는 것을 더 선호한다면 선택을 당신에게 달려있다.

Q.78 How does the Man lead the first step of the Corta Jaca?

He must take a strong step fwd with his RF increasing the tone in his L arm and extending it slightly fwd. He must also remember to stop the bounce action on the preceding step

Q.78 코르타 자카의 첫 스텝을 남자는 어떻게 리드 하는가?

남자는 왼손의 톤을 증가시켜 약간 앞으로 뻗으면서 오른발을 강하게 앞으로 내딛는다. 남자는 이전 스텝에서 바운스 동작을 멈춰야 한다는 것을 잊지 않아야 한다.

Q.79 Give the footwork on the first three steps of the Corta Jaca as Man

1-Heel flat ; 2-Heel ; 3-Flat with pressure on ball of foot

Q.79 코르타 자카의 첫 번째 세 스텝의 남자의 풋워크를 말하시오.

스텝 1-힐 플랫 ; 스텝 2-힐 ; 스텝 3-볼로 마루를 누른 상태에서 플랫.

Q.80 Seven steps are given in the Charts. May more steps be danced?

Yes - 4-7 may be repeated

Q.80 차트에는 7개의 스텝이 주어져 있다. 더 많은 스텝을 해도 되는가?

있다. - 스텝 4-7을 반복할 수 있다.

Q.81 Explain the use of the knees on the Corta Jaca

On steps 2-7 the R leg (Lady L leg) will remain slightly flexed and the L leg(Lady R leg) will swing freely from the hip. The movement is felt mainly from the knee

Q.81 코르타 자카에서 무릎의 사용을 설명하시오.

스텝 2-7에서 오른쪽 다리(여자는 왼쪽 다리)는 약간 구부린 상태를 유지하고 왼쪽 다리(여자는 오른쪽 다리)를 힙에서부터 자유롭게 스윙 한다. 움직임은 주로 무릎에서 느껴진다.

Q.82 Give an alternative way of dancing the Corta Jaca

You could start by facing DW making 1/8 turn over steps 1-3 to face the wall again. (L: On steps 1-7 the Man may step back and dance the Lady's steps 1-7 [Lady normal opposite] ; F: As Licentiate; but up to 3/4 turn to R may be used)

Q.82 코르타 자카를 추는 변형 방법을 말하시오.
　　　DW을 보고 시작하여 스텝 1-3 동안 1/8턴을 돌아 다시 벽을 본다. (L: 스텝 1-7에 남자는 뒤로 스텝을 하고 여자의 스텝 1-7을 출 수 있다.[여자는 정상적으로 남자와 반대로 춘다.] ; F: 라이센시에이트와 같지만 오른쪽으로 3/4턴을 할 수 있다.)

Q.83 Give the Man's foot positions on the Closed Rocks
1-RF fwd ; 2-LF fwd; small step ; 3-Replace weight to RF with toe turned slightly out ; 4-LF fwd ; 5-RF fwd ; small step ; 6-Replace weight to LF with toe turned slightly out

Q.83 클로즈드 록에서 남자의 풋 포지션을 말하시오.
　　　스텝 1-오른발 앞으로. ; 스텝 2-작은 보폭으로 왼발을 앞으로. ; 스텝 3-작은 토 턴 아웃 상태에서 오른발에 체중을 리플레스한다. ; 스텝 4-왼발 앞으로. ; 스텝 5-작은 보폭으로 오른발을 앞으로. ; 스텝 6-작은 토 턴 아웃 상태에서 왼발에 체중을 리플레스한다.

Q.84 What is the Lady's foot position on step 2 of the Closed Rocks?

RF back, small step, with the toe turned out and knee slightly flexed

Q.84 클로즈드 록의 스텝 2에서 여자의 풋 포지션은 무엇인가?

토 턴 아웃하고 무릎은 약간 구부린 채 작은 보폭으로 오른발을 뒤로.

Q.85 Now give the Lady's alignment on the Closed Rocks

1-Backing LOD ; 2-Down LOD with RF backing DW ; 3-Facing against LOD ; 4-Backing LOD ; 5-Down LOD with LF backing DC ; 6-Facing against LOD

Q.85 클로즈드 록에서 여자의 얼라인먼트를 말하시오.

스텝 1-LOD를 등진다. ; 스텝 2-LOD 방향을 따라 오른발은 DW을 등진다. ; 스텝 3-역LOD를 본다. ; 스텝 4-LOD를 등진다. ; 스텝 5-LOD 방향을 따라 왼발은 DC를 등진다. ; 스텝 6-역LOD를 본다.

Q.86 Is there any turn of the body for the Lady as she dances the Closed Rocks?
The upper body must remain square to the Man; the turn on 2 & 5 is reflected in the hips

Q.86 여자가 클로즈드 록을 출 때 몸을 턴하는가?
　　상체는 남자와 정면으로 마주본 상태를 유지해야한다. 스텝 2와 5에서 힙만 턴을 한다.

Q.87 Is there very much progression on the Closed Rocks?
The progression should be very slight

Q.87 클로즈드 록에서 앞으로 진행을 많이 해야 하는가?
앞으로 진행을 조금씩 해야 한다.

Q.88 Is it possible to make more progression?
　　Yes - a little more progression may be made by the Man making steps 2 and 5 an little longer and drawing the back foot slightly towards the front foot on steps 3 and 6 (Lady normal opposite)

Q.88 앞으로 더 많은 진행을 하는 것이 가능한가?

네. - 남자가 스텝 2와 스텝 5를 좀 더 길게 하고, 스텝 3와 스텝 6에서 뒷발을 앞발 쪽으로 약간 끌어당기면 좀 더 많은 진행을 할 수 있다. (여자는 반대로 한다.)

Q.89 How does the Lady respond to the Man's lead in the Closed Rocks?

As she feels the increased tone in his arms just before the Closed Rocks commence ; she must reply with equal tone in her arms to accept the lead

Q.89 클로즈드 록에서 남자의 리드에 여자는 어떻게 반응해야 하는가?

클로즈드 록을 시작하기 직전에 여자가 남자 팔의 톤의 증가를 느끼면 그 리드를 받아들여 똑같은 톤으로 반응해야만 한다.

Q.90 As Man dance the Natural Basic Movement into the Closed Rocks and follow with the Natural Basic Movement

(When showing this amalgamation remember to stop the bounce at the end of the preceding Natural Basic

Movement and then start it again at the end of the last Closed Rock)

Q.90 남자로 내츄럴 베이직 무브먼트를 추고 클로즈 드 록을 춘 후 다시 내츄럴 베이직 무브먼트를 추시오.

(아말가메이션을 보여줄 때 선행 피겨 내츄럴 베이직 무브먼트의 끝에 바운스를 멈추는 것과 클로즈드 록의 마지막에 바운스를 다시 시작하는 것을 잊지 마시오.)

Q.91 Now dance three Closed Rocks**(1-6 ; 1-3) ; followed by a** Reverse Turn

(Care is needed on taking the first step of the Reverse Turn DC)

Q.91 클로즈드 록**(1-6 ; 1-3)**을 **3**번 춘 후 리버스 턴을 추시오.

(리버스 턴의 첫 번째 스텝을 DC 방향으로 하는 것에 대한 주의가 필요하다.)

제 3 장 LICENTIATE
라이센시에이트

Q.92　How many types of Rocks do you know?
Three- Closed Rocks ; Open Rocks ; Back Rocks

Q.92　몇 가지 형태의 록을 알고 있는가?
세 가지- 클로즈드 록 ; 오픈 록 ; 백 록

Q.93　What are the main differences between the Closed and Open Rocks?
The Man's foot positions in both cases are the same, but he will lead the Lady to turn more so that she takes each first 'Q' at right angles to the Man (90°), first on his R side and then on his L side

Q.93　클로즈드 록과 오픈 록의 주된 차이점은 무엇인가?
두 경우에 남자의 풋 포지션은 똑같다. 그러나 오픈 록에서 남자는 여자가 처음에는 오른쪽 옆에서 그 다음에는 왼쪽 옆에서 남자와 90°각도로 스텝 '퀵'을 추기 위해서 여자가 더 많이 턴하도록 리드를 해야 한다.

Q.94　Are the Lady's foot positions identical to those of the Closed Rocks?
Steps 1-3 are the same, but 4 &7 will be taken back

and slightly to side because of the turn. Her knee will not remain flexed as she places each first Q

Q.94 오픈 록의 여자 풋 포지션은 클로즈드 록의 여자 풋 포지션과 동일한가?

스텝 1-3는 같지만 스텝 4와 7은 턴 때문에 뒤로 그리고 조금 옆으로 놓아야 한다. 여자는 각각 첫 번째 퀵을 할 때 무릎을 구부리지 않는다.

Q.95 Is her footwork the same?

The heel lowers towards the floor on steps 2, 5 & 8, and it may lightly touch the floor

Q.95 여자의 풋워크는 같은가?

스텝 2, 5와 8에서 마루를 향해 힐을 낮추고 마루를 가볍게 터치한다.

Q.96 Explain the lead for the Open Rocks

The Man will increase the tone in his arms and exert pressure with his L hand to turn the Lady to her R on step 1 and then release the L to R hand hold. On step 2 he will support the Lady with his R arm and on step 3 he will exert slight pressure through his R hand to commence to turn her to her L. On step 4, he leads Lady with his R hand to turn to the L and places L hand on her back, releasing hold with R hand. On step 5 he will support the Lady with his L arm and on step 6 exert slight pressure through his L hand to commence to turn her to R. Repeat this procedure for steps 7, 8 & 9

Q.96 오픈 록의 리드를 설명하시오.

스텝 1에서 남자는 톤을 증가시킨다. 그리고 여자가 그녀의 오른쪽으로 턴하도록 그의 왼손을 통해 여자에게 압력을 전달한다. 그 다음 왼손-오른손 홀드를 풀어준다. 스텝 2에서 오른팔로 여자를 지탱해주고 스텝 3에서 여자가 그녀의 왼쪽으로 턴을 시작하도록 오른손을 통해 약한 압력을 전달한다. 스텝 4에서 여자가 왼쪽으로 턴 하도록 오른손으로 리드하고 오른손 홀드를 풀면서 여자의 등 뒤에 왼손을 놓는다. 스텝 5에서 왼팔로 여자를 지탱해주며 스텝 6에서 여자가 그녀의 오른쪽으로 턴을 시작하도록 왼손을 통해 약한 압력을 전달한다. 스텝 7, 8과 9에서 이 과정을 다시 반복한다.

Q.97 What does the Lady do with her free hand on steps 4 & 7?

On 4 she places her R hand on the Man's L

shoulder, immediately releasing the L hand contact. On 7 she places her L hand on the Man's R shoulder, immediately releasing the R hand contact.

Q.97 스텝 4와 7에 여자는 홀드하지 않은 손으로 무엇을 하는가?
스텝 4에서 오른손을 남자의 왼쪽 어깨 위에 올려놓고 즉시 잡은 왼손을 놓는다. 스텝 7에서 왼손을 남자의 오른쪽 어깨 위에 올려놓고 즉시 잡은 오른손을 놓는다.

Q.98 What is the Lady's foot position on step 1 of the following Reverse Turn?
Back and slightly to side

Q.98 팔로잉 리버스 턴의 스텝 1에서 여자의 풋 포지션은 무엇인가?
뒤로 그리고 조금 옆으로

☼ 참고 : 팔로잉 리버스 턴이란?
리버스 턴을 두 번 연이어 하는 것을 말한다.

Q.99 As Man dance two Closed Rocks (1-6) ; followed by the Open Rocks and Reverse Turn

(Take care to show the correct lead and use of arms and to take the first step of the following Reverse Turn DC)

Q.99 남자로 클로즈드 록(1-6)을 두 번 추고 오픈 록과 리버스 턴을 추시오.

(올바른 리드와 팔의 사용을 보여주는 것과 팔로잉 리버스 턴의 첫 스텝을 DC 방향으로 하는 것에 유의 하시오.)

Q.100 Dance the Back Rocks as Man giving the foot positions and alignments

Commence in Closed Position. Use Polka Bounce. 1-RF back ; Commence backing DW and turn to back LOD ; 2-Replace weight to LF having moved it slightly leftwards, facing DW against LOD ; 3-Replace weight to RF, backing DC ; 4-LF back, backing LOD ; 5-Replace weight to RF having moved it slightly rightwards, facing DC against LOD ; 6-Replace weight to LF, backing DW

Q.100 **풋 포지션**과 **얼라인먼트**를 말하면서 남자로 **백 록**을 추시오.

클로즈드 포지션에서 시작한다. 폴카 바운스를 사용한다. 스텝 1-오른발 뒤로 ; DW 방향을 등지고 시작해서 턴을 하여 LOD를 등지고 끝낸다. ; 스텝 2-왼발을 조금 왼쪽으로 움직인 후 역LOD의 DW를 보면서 체중을 왼발에 리플레스한다. ; 스텝 3-DC를 등지며 오른발에 체중을 리플레스한다. ; 스텝 4-LOD를 등지며 왼발 뒤로. ; 스텝 5-오른발을 조금 오른쪽으로 움직인 후 역LOD의 DC를 보면서 체중을 오른발에 리플레스한다. ; 스텝 6-DW를 등지며 왼발에 체중을 리플레스한다.

Q.101 **What do you understand by 'Polka' Bounce?**
Each step is taken with strong pressure through the ball of foot, lightly lowering the heel on the second half of the step

Q.101 **'폴카' 바운스가 무엇인가?**
볼로 마루를 강하게 누르면서 매 스텝을 한다. 스텝의 두 번째 반 박자에서 가볍게 힐을 로워한다.

Q.102 **When dancing figures using normal Samba Bounce there are two complete bounce actions over a bar (measure of music). Does this occur when dancing the Polka Bounce?**

No - when a Polka Bounce is used three complete bounce actions are used over the bar of music

Q.102 **정상 삼바 바운스를 사용해서 춤을 출 때 한 소절(마디)에 두 번의 완전한 바운스 동작이 있다. 폴카 바운스를 출 때도 이런 현상이 일어나는가?**

아뇨. - 폴카 바운스를 사용할 때 세 번의 완전한 바운스 동작이 음악의 한 소절에 사용된다.

Q.103 **On steps 2 & 5 of the Back Rocks ; the Man must allow the Lady to place full weight on her back foot ; how is this achieved?**

The Man must slightly extend his hold to allow the Lady to place her full weight on the back foot

Q.103 **백 록의 스텝 2와 5에서 남자는 여자가 뒷발에 체중을 실을 수 있도록 해야 한다. ; 어떻게 해야 하는가?**

남자는 홀드한 손을 앞쪽으로 조금 더 뻗어 여자가 전체 체중을 뒷발에 실을 수 있도록 해야 한다.

Q.104   Explain the pelvic action on the Back Rocks
   The pelvis swings naturally towards the stepping foot on 1 & 2 and commences to return to normal position on 3 (Remember the pelvic action itself should never be exaggerated)

Q.104   백 록에서 골반 동작을 설명하시오.
   스텝 1과 2에서 골반이 딛는 발쪽으로 자연스럽게 스윙하고 스텝 3에서 정상 위치로 되돌아가기 시작한다.(골반 동작 그 자체는 결코 과장되어서는 안 된다는 것을 잊지 마시오.)

Q.105   Is it necessary to start the Back Rocks with the RF for Man and LF for Lady?
No - they may be commenced with LF for Man and RF for Lady ; in other words starting from step 4

Q.105   남자는 오른발로 여자는 왼발로 백 록을 시작하는 것이 꼭 필요한가?
아뇨. - 백 록을 남자는 왼발, 여자는 오른발로 시작할 수도 있다. ; 다시 말해서 스텝 4부터 시작할 수 있다.

Q.106 As Man dance the Back Rocks ; followed by the Plait and then repeat the Plait starting with the LF
(Remember to show this very clearly and precisely and with correct hold. Take care to count the correct timing for the Plait(SSQQS SSQQS)

Q.106 남자로 백 록을 춘 후 이어서 플레이트를 추고 그 다음 왼발로 시작하는 플레이트를 반복해서 추시오.
올바른 홀드를 하고 이 피겨를 분명하고 정확하게 보여주는 것을 잊지 마시오. 플레이트의 정확한 타이밍을 카운트(SSQQS SSQQS)를 하는 것을 주의하시오.

Q.107 Now dance the same amalgamation as Lady
(See Q.106)

Q.107 여자로 똑같은 아말가메이션을 하시오.
(질문 106번과 같음.)

Q.108 Give the Man's foot positions on the Plait
Commence in Closed Position. No bounce action. 1-RF back ; small step with part weight ;

2-Taking full weight to RF ; LF back ; small step with part weight ; 3-Taking full weight to LF ; RF back ; small step with part weight ; now repeat steps 2&3 for 4&5

Q.108 플레이트에서 남자의 풋 포지션을 말하시오.

클로즈드 포지션으로 시작한다. 바운스 동작은 없다. 스텝 1-작은 보폭으로 오른발 뒤로. 이 때, 오른발에는 파트 웨이트만 이동한다. ; 스텝 2-오른발에 전체 체중을 실으면서 작은 보폭으로 왼발을 뒤로. 이 때, 왼발에는 파트 웨이트만 이동한다. ; 스텝 3-전체 체중을 왼발에 실으면서 작은 보폭으로 오른발을 뒤로. 이 때, 오른발에는 파트 웨이트만 이동한다. ; 스텝 4와 5에서는 스텝 2와 3을 반복한다.

> ☼ 참고 : **파트웨이트**란?
> 파트 웨이트는 전체체중(full weight)의 50%, 미니멀 웨이트(minimal weight)는 전체체중의 절반이하를 말한다.

Q.109 Now explain the action for the Man when he dances the Plait

A Merengue action is used on each step. 1-L knee is firmly straightened on second half of the preceding step and this causes the L hip to move back and to L ; and then the RF is placed back with knee flexed. 2-R knee is firmly straightened on second half of the preceding step ; causing the R hip to move back and to R ; and then the LF is placed back with knee flexed

Q.109 남자가 플레이트를 출 때 남자의 동작을 설명하시오.

각 스텝마다 메렝게 동작이 사용된다. 스텝 1-이전 스텝의 두 번째 반 박자에서 왼쪽 무릎을 단단히 쭉 편다. 이 동작은 왼쪽 힙을 뒤로 그리고 왼쪽으로 움직이게 한다. 그 다음 무릎을 구부린 채 오른발을 뒤로 놓는다. ; 스텝 2-오른쪽 무릎을 이전 스텝의 두 번째 반 박자에 단단히 편다. 이 동작은 오른쪽 힙을 뒤로 그리고 오른쪽으로 움직이게 한다. 그 다음 무릎을 구부린 채 왼발을 뒤로 놓는다.

Q.110 When does the Man lower his back heel when dancing the Plait?

He lowers the heel as he takes full weight onto the step

Q.110 플레이트를 출 때 남자는 언제 뒷발의 힐을 로워하는가?
스텝 위에 전체 체중을 실을 때 힐을 로워한다.

Q.111 **Are all the steps of the Plait of equal length?**
The Man's first step is a little longer in order to create space between the Man and Lady

Q.111 모든 플레이트 스텝은 똑같은 길이인가?
남자의 첫 번째 스텝은 남자와 여자 사이의 공간을 만들기 위해 조금 더 길게 한다.

Q.112 **Is it necessary to retain hold on the Plait?**
No. L to R Hand hold may be used

Q.112 플레이트에서 홀드를 유지해야 할 필요가 있는가?
아뇨. 왼손-오른손 홀드를 사용할 수도 있다.

Q.113 Give the Lady's foot positions on the Plait
　　　1-Swivel to L on RF and LF forward, small step ; 2-Swivel to R on LF and RF forward, small step, having brushed to LF ; 3-Swivel to L on RF and LF forward, small step, having brushed to RF. Now repeat the last two steps

Q.113 플레이트의 여자 풋 포지션을 말하시오.
　　　스텝 1-오른발을 축으로 왼쪽으로 스위블을 하고 작은 보폭으로 왼발을 앞으로. ; 스텝 2-왼발을 축으로 오른쪽으로 스위블을 하고 오른발을 왼발에 브러쉬 한 후 작은 보폭으로 앞으로. ; 스텝 3-오른발을 축으로 왼쪽으로 스위블을 하고 왼발을 오른발에 브러쉬한 후 작은 보폭으로 앞으로. 마지막 두 스텝을 반복 한다.

☼ 참고 : 스위블이란?
체중을 실은 발을 축으로 턴을 하는 동작을 말한다. 흔히 '비빈다'라는 표현을 쓰기도 한다.

☼ 참고 : 브러쉬란?
한 발이 다른 발의 발목을 스치는 것을 말한다.

Q.114 Now explain the Lady's action

She swivels on RF on the second half of the preceding step and steps LF forward with the knee straight. This action is repeated with the other foot

Q.114 여자의 동작을 설명하시오.

여자는 이전 스텝의 두 번째 반 박자에서 오른발을 축으로 스위블하고 무릎을 편 상태에서 왼발을 앞으로 한다. 이 동작을 오른발로 반복한다.

Q.115 What other important points should be remembered?

The knee is slightly flexed as it tracks under the body ; passing the other foot. Turn is initiated in the feet which should be parallel at all times. There is no turn in the upper body and the shoulders remain square to partner. Retain a good ; upright position

Q.115 기억해야 할 다른 중요한 점은 무엇인가?

한발이 다른 발을 스치고 몸 아래로 지나갈 때 무릎을 약간 구부린다. 턴은 항상 평행이 되어 있는 두 발에서 시작된다. 상체는 턴을 하지 않고 어깨는 파트너의 어깨와 정면으로 마주보아야 한다. 똑바른 좋은 자세를 유지하시오.

Q.116 May the Plait be curved?
　　　　Yes. When repeated it may be gradually curved 1/4 to L over the ten steps around a corner.(**Note** *It is better to curve over 3-5 and 8-10*)

Q.116 플레이트를 곡선으로 진행할 수 있는가?
　　　　있다. 플레이트를 반복할 때 코너 주위에서 10개 스텝을 추는 동안 왼쪽으로 1/4턴을 점차적으로 곡선으로 턴 할 수 있다. (**주의** 스텝 3-5와 스텝 8-10에서 커브를 도는 것이 더 좋다.)

Q.117 What is the commencing position for the Rolling off the Arm?
Right Side Position with Double hand hold. The Man's R hand will be behind Lady's back at waist level and the joined L to R hands will be crossed in front of the Lady's body

Q.117 롤링 오프 디 암의 시작 자세는 무엇인가?
　　　　더블 핸드 홀드의 라이트 사이드 포지션. 남자의 오른손은 허리 위치에서 여자의 등 뒤에 놓는다. 잡은 왼손-오른손은 여자의 몸 앞에서 서로 교차된다.

Q.118 What may precede this figure?
Criss Cross Bota Fogos and LF Stationary Samba Walk with Lady's underarm turn ended in Right Side Position ; or Criss Cross Voltas ended in Right Side Position

Q.118 이 피겨의 선행 피겨는 무엇인가?
크리스 크로스 보타 포고스와 여자가 언더 암 턴을 해서 라이트 사이드 포지션으로 끝나는 왼발 스테이셔너리 삼바 워크 ; 또는 라이트 사이드 포지션으로 끝나는 크리스 크로스 볼타가 있다.

Q.119 Dance a Side Samba Walk into the Criss Cross Bota Fogos ; a LF Stationary Samba Walk with Lady's underarm turn into Right Side Position ; then one(or three) Samba Walks into the Rolling Off the Arm
Demonstrate with a convincing use of arms. Remember to turn 1/8 to L to face the Line of Dance on the Stationary Samba Walk

Q.119 사이드 삼바 워크에서 크리스 크로스 보타 포
고스 그리고 여자가 언더 암 턴해서 라이트 사이드 포지션으로 끝나는 왼발 스테이셔너리 삼바 워크를 추고 그 다음 한 번이나 세 번의 삼바 워크를 추고 나서 롤링 오프 디 암' 추시오.
팔을 확실하게 사용하여 춤을 추고 스테이셔너리 삼바 워크에서 왼쪽으로 1/8턴을 하여 LOD를 향하는 것을 잊지 마시오.

Q.120 How much turn does the Lady make on her underarm turn in this case?
1. 1/8 to R to end facing the Line of Dance

Q.120 이 경우에 여자가 언더 암 턴을 할 때 턴 양이 얼마인가?
오른쪽으로 1과 1/8턴을 돌아 LOD을 향하는 것으로 끝난다.

Q.121 The Man is dancing a Whisk to Left and a Whisk to Right while leading the Lady to roll out of his arm and back again. Are these Whisks normal?
No - the timing is "1.2.3" ; there is no bounce

action ; part weight is taken onto steps 2 and 5 and there two steps are taken on the ball of the foot instead of toe

Q.121 여자가 남자의 팔 밖으로 롤 아웃하고 다시 롤 백하도록 리드하면서 남자는 휘스크 투 레프트 그리고 휘스크 투 라이트를 춘다. 이 휘스크는 정상적인가?

아뇨. - 박자는 "1,2,3"이다. ; 바운스 동작은 없고 스텝 2와 스텝 5에서 파트 웨이트가 실리며 토대신 볼로 스텝을 두 번 한다.

> ☼ 참고 : '롤 아웃' 과 '롤 백' 이란?
> 여자가 남자의 팔에서부터 돌아서 나가는 것을 '롤 아웃', 다시 남자의 팔 안으로 돌아서 들어오는 것을 '롤 백'이라고 한다.

Q.122 Give the Lady's Foot Positions on steps 1-3

1-RF forward ; 2-Close LF to RF ; 3-RF to side and close LF to RF without weight in Right Side Position, with L knee veering inwards

Q.122 스텝 1-3의 여자 풋 포지션을 말하시오.

스텝 1-오른발을 앞으로 ; 스텝 2-왼발을 오른발 옆에 모은다 ; 스텝 3-오른발을 옆으로 하고 라이트 사이드 포지션에서 왼발을 오른발 옆에 체중 없이 모은다. 이 때, 왼발 무릎을 안쪽으로 모은다.

Q.123 Now give her amount of turn and alignment on these three steps

Commence facing LOD and turn 1/4 R to face wall on step 1. Make a further 1/4 R between 1 and 2 to back LOD, and 1/2 to R between 2 and 3 to face LOD

Q.123 이 세 가지 스텝에서 여자의 턴 양과 얼라인먼트을 말하시오.

스텝 1에서 LOD를 바라보고 시작하여 오른쪽으로 1/4턴을 돌아서 월을 향한다. 스텝 1과 스텝 2사이에 오른쪽으로 1/4를 더 돌아서 LOD를 등지고, 스텝 2와 스텝 3사이에서 오른쪽으로 1/2턴을 하여 LOD를 향한다.

Q.124 Give the Lady's footwork on steps 1-3

1-Ball flat ; then turn on ball of RF with the foot flat ; 2-Ball of foot ; 3-Ball flat and inside edge of ball of LF

Q.124 스텝 1-3에서 여자의 풋워크를 말하시오.
　　　　스텝 1- 볼 플랫 ; 플랫 상태에서 오른발 볼을 축으로 턴을 한다 ; 스텝 2- 볼 ; 스텝 3- 볼 플랫 그리고 왼발 인사이드 에쥐 오브 볼

Q.125 Give the three finishing positions for Rolling Off the Arm
Closed Position to follow with a Whisk ; Closed Position to follow with a Reverse Turn ; and Right Shadow Position

Q.125 롤링 오프 디 암의 마무리 자세 3가지를 말하시오.
휘스크가 후행 피겨로 오는 클로즈드 포지션 ; 리버스 턴이 후행 피겨로 오는 클로즈드 포지션 ; 그리고 라이트 쉐도우 포지션

Q.126 When following with a Whisk what differences occur?
On steps 4-6 the Man turns 1/4 to R to face the wall ; continues to turn Lady on the 6th step releasing R to L hand hold ; but keeping the R hand lightly in contact with Lady as she turns within the circle of

his R arm. Now regain normal hold at the end of the Lady's turn. The Lady will continue to turn an extra 1/4 to L on the 6th step to end facing centre and Man ; with LF in front of RF in Cuban Cross position

Q.126 롤링 오프 디 암 다음에 휘스크가 이어질 때 어떤 차이점이 나타나는가?

스텝 4-6에서 남자는 오른쪽으로 1/4턴을 하여 월을 향한다. 스텝 6에서 오른손-왼손 홀드를 풀어주고 여자가 계속 턴 하도록 한다. 그러나 여자가 남자의 오른팔 안에서 원을 그리며 턴을 할 때 남자의 오른손을 가볍게 여자의 상체에 접촉시킨다. 여자가 턴을 끝내면 정상 홀드로 다시 돌아온다. 여자는 스텝 6에서 왼쪽으로 1/4턴을 계속 더 하여 센터를 향한다. 그리고 남자는 왼발을 오른발 앞으로 큐반 크로스 시킨다.

Q.127 Please explain what happens when the Rolling off the Arm is ended in Closed Position ; to follow with a Reverse Turn

The Man will lead Lady to move well forward diagonally to centre on the first step ; and continue to turn her strongly to L over 5&6. He will release R to L hand hold keeping the R hand lightly in contact with Lady as she turns within the circle of his R arm ; regaining normal hold at the end of her turn. The Lady will step LF forward; turning 1/8 L. as she takes step 4 ; then 3/8 as she takes RF to side to back LOD. On 6 she will take LF to side in front of Man; having turned 1/2 to L to face LOD ; then continue to turn an extra 1/2 to L on LF to end facing Man against LOD in Cuban Cross position.

Q.127 롤링 오프 디 암을 클로즈드 포지션으로 끝낸 후 리버스 턴을 할 때 어떤 일이 일어나는지 설명하시오.

남자는 여자가 첫 번째 스텝에서 DC 방향을 향해서 앞으로 나가도록 리드한다. 그리고 스텝 5와 6에서 여자가 왼쪽으로 강하게 계속 턴을 하도록 한다. 여자가 남자의 오른손 원 안에서 턴을 할 때 남자는 먼저 오른손-왼손 홀드를 풀고 오른손을 가볍게 여자에 접촉시키면서 여자가 턴을 끝마치면 다시 정상 홀드를 한다. 여자는 스텝 4에서 왼쪽으로 1/8을 턴 하면서 왼발을 앞으로 내딛는다. 그 다음 3/8턴을 하고 오른발을 옆으로 놓고 LOD를 등진다. 스텝 6에서 먼저 왼쪽으로 1/2턴을 한 후 LOD를 보고 남자 앞에서 왼발을 옆으로 놓는다. 다음 계속 왼발을 축으로 왼쪽으로 1/2를 더 턴 한 후 큐반 크로스 포지션에서 역LOD 방향을 향하고 남자를 보며 끝낸다.

Q.128 Explain the Foot Change ending to the Rolling off the Arm

It is Foot Change No.8 from R Side Position to R Shadow Position. The Man will take a small step to side with RF ; at same time leading Lady to turn to her L to DC(Count 1). Hold position with weight on RF ; continuing to turn Lady strongly to L and then release hold with R hand(Count a). LF to side and slightly fwd having turned 1/8 to L to face DC ; taking R Shadow Hold(Count 2). The Lady will step fwd on LF having trned 1/8 to L to face DC(1) ; 3/8 to L on LF ; RF to side backing LOD(2) ; and then turn 3/8 to L on RF to end with LF to side and slightly fwd facing DC(3).

Note It is important for the Man to place his R hand on Lady's back at the beginning of the third step so the Lady will follow his weight change

Q.128 롤링 오프 디 암으로 끝나는 풋 체인지를 설명하시오.

이것은 라이트 사이드 포지션에서 라이트 쉐도우 포지션으로 바꾸는 풋 체인지 No.8이다. 남자는 작은 보폭으로 오른발을 옆으로 한다. ; 동시에 여자를 리드해 그녀의 왼쪽으로 턴하게 하여 DC를 향하게 한다(카운트 1). 오른발에 체중을 싣고 그 상태를 그대로 유지하면서 계속 여자를 왼쪽으로 강하게 턴을 시킨 후 오른손 홀드를 놓는다(카운트 a). 왼쪽으로 1/8턴을 돌아 DC를 향해서 왼발을 옆으로 그리고 조금 앞으로 디디면서 라이트 쉐도우 포지션을 한다(카운트 2). 여자는 왼쪽으로 1/8턴을 하여 DC를 향하여 왼발을 앞으로 딛는다(1). ; 왼발을 축으로 왼쪽으로 3/8턴을 하고 오른발 옆으로 놓고 LOD를 등진다(2). ; 그 다음 오른발을 축으로 왼쪽으로 3/8턴을 한 후 DC를 보고 왼발을 옆으로 그리고 조금 앞으로 놓는다(3).

주의 *여자가 남자의 체중 변화를 따르기 위해서 세 번째 스텝을 시작할 때 남자가 여자의 등에 오른손을 놓는 것이 중요하다.*

Q.129 What is the timing of each bar(measure) of the Argentine Crosses?
The timing is QQS

Q.129 알젠틴 크로스 각 소절의 타이밍은 무엇인가?
타이밍은 QQS이다.

Q.130 As Man give the amount of turn on the Argentine Crosses
Commence to turn to R on 1 ; 1/8 to R between 1&2 ; 1/8 to R between 2&3 ; 1/4 to R between 3&4 ;

1/8 to R between 4&5 ; 1/8 to R between 5&6. Continue to turn to R on 7 ; 1/8 to R between 7&8 ; 1/8 to R between 8&9 ; 1/4 to R between 9&10 ; 1/8 to R between 10&11 ; 1/8 to R between 11&12

Q.130 알젠틴 크로스에서 남자의 턴 양을 말하시오.
스텝 1에서 오른쪽으로 턴을 시작한다. ; 스텝 1과 2사이에 오른쪽으로 1/8턴을 한다. ; 스텝 2와 3사이에 오른쪽으로 1/8턴을 한다. ; 스텝 3과 4에 오른쪽으로 1/4턴을 한다. ; 스텝 4와 5사이에 오른쪽으로 1/8턴을 한다. ; 스텝 5와 6사이에서 오른쪽으로 1/8턴을 한다. ; 스텝 7에서 계속 오른쪽으로 턴을 한다. ; 스텝 7과 8사이에 오른쪽으로 1/8턴을 한다. ; 스텝 8과 9사이에 오른쪽으로 1/8턴을 한다. ; 스텝 9와 10사이에 오른쪽으로 1/4턴을 한다. ; 스텝 10과 11사이에 오른쪽으로 1/8턴을 한다. ; 스텝 11과 12사이에 오른쪽으로 1/8턴을 한다.

Q.131 Is it possible to make more turn overall on the Argentine Crosses?
Yes. more turn could be made over steps 1-12

Q.131 알젠틴 크로스에서 전체적으로 더 많은 턴을 하는 것이 가능한가?
네. 스텝 1-12에서 더 많은 턴을 할 수 있다.

Q.132 Now explain the inclination of the body that is used on the Argentine Crosses

Incline the body slightly to R over steps 1-3 and 7-9 ; and slightly to L over steps 4-6 and 10-12. Lady normal opposite

Q.132 알젠틴 크로스에서 사용되는 몸의 기울기를 설명하시오.

스텝 1-3과 스텝 7-9에서 오른쪽으로 조금 몸을 기울인다. ; 그리고 스텝 4-6와 스텝 10-12에 왼쪽으로 조금 기울인다. 여자는 남자와 반대로 한다.

Q.133 May the Argentine Crosses start with the other foot?

Yes - starting from step 4 ; RF for Man and LF for Lady

Q.133 다른 발로 알젠틴 크로스를 시작할 수 있는가?

있다. - 스텝 4에서부터 시작하며 ; 남자는 오른발, 여자는 왼발로 시작한다.

Q.134 What is the construction of the Maypole and how many bars of music may be used?
The Man dances a Circular Volta circling around the Lady whilst leading Lady to dance a Spot Volta turning the opposite way under the raised arms. 2; 3 or 4 bars may be used

Q.134 메이폴은 어떻게 구성되어 있으며 몇 개의 소절이 사용되는가?
남자는 여자 주위로 원을 그리며 서큘러 볼타를 한다. 이 때, 여자는 올린 팔 아래에서 남자와 반대 방향으로 돌면서 스팟 볼타를 한다. 2, 3 혹은 4소절의 음악이 사용될 수 있다.

Q.135 What precedes may be used when the Maypole is danced with Man turning to Left?
Side Samba Walk, Cirss Cross Bota Fogos or Criss Cross Voltas ending in Open Promenade Position. The Maypole may also be commenced facing partner, following a RF Stationary Samba Walk

Q.135 남자가 왼쪽으로 돌면서 메이폴을 출 때 어떤 선행 피겨가 사용될 수 있는가?
사이드 삼바 워크. 크리스 크로스 보타 포고스 또는 오픈 프롬나드 포지션에서 끝나는 크리스 크로스 볼타. 메이폴은 또한 오른발 스테이셔너리 삼바 워크 다음에 파트너를 마주보면서 시작할 수도 있다.

Q.136 What are the precedes when the Man turns to R on the Maypole?

Criss Cross Bota Fogos or Criss Cross Voltas ended in Open Counter Promenade Position. The Maypole may also be commenced facing partner following the LF Stationary Samba Walks (F: Samba Locks)

Q.136 메이폴에서 남자가 오른쪽으로 돌 때, 선행 피겨는 무엇인가?

크리스 크로스 보타 포고스 또는 오픈 카운트 프롬나드 포지션에서 끝나는 크리스 크로스 볼타. 메이폴은 또한 왼발 스테이셔너리 삼바 워크를 춘 다음 파트너를 마주보고 시작할 수도 있다. (F: 삼바 락)

제 4 장 FELLOW
펠로우

Q.137 How do the second and third steps of the Contra Bota Fogos differ from the other Bota Fogos?

Step 2 is taken back and slightly to side(normally it is taken to the side) ; and the third step is taken slightly back(normally it is replaced)

Q.137 콘트라 보타 포고스의 2번째와 3번째 스텝은 다른 보타 포고스와 어떻게 다른가?

스텝 2는 뒤로 그리고 조금 옆으로 놓는다(정상적으로 옆으로 놓는다). ; 그리고 세 번째 스텝은 조금 뒤로 놓는다(정상적으로 리플레스이다).

Q.138 How is R Contra Position achieved?

Usually from a Foot Change from PP to R Contra Position, Foot Change No.5

Q.138 라이트 콘트라 포지션을 어떻게 만드는가?

보통 프롬나드에서 풋 체인지를 하여 라이트 콘트라 포지션을 만든다. 풋 체인지 No.5

Q.139 Explain the methods that may be used for Foot Change No.5

Leading Lady to dance a Bota Fogo turning to her L ; the Man may point his RF fwd and back or he could Rock fwd on RF and back on LF. He could also dance a Double Rock RLRL or a Kick Ball Change. When he dances a Double Rock the count would be 1a2a.(His L heel would not be lowered on the "a" counts)

Q.139 풋 체인지 No.5를 추는 방법을 설명하시오.

여자가 그녀의 왼쪽으로 턴하는 보타 포고스를 하도록 리드하면서 ; 남자는 오른발을 앞 또는 뒤로 포인트하거나. 오른발은 앞으로 왼발은 뒤로 록을 할 수 있다. 또한 더블 록(오른발 왼발 오른발 왼발)을 하거나 킥 볼 체인지를 할 수도 있다. 더블 록을 할 때 카운트는 1a2a이다. (카운트 "a"에 남자의 왼발 힐을 바닥에 놓지 말 것)

Q.140 Are these methods of changing feet used to turn from to R Contra Position to PP?

Yes - but this time the Man will turn Lady to her R as she dances her Bota Fogo

Q.140 라이트 콘트라 포지션에서 프롬나드로 바꿀 때도 이러한 풋 체인지 방법이 사용되는가?

예. - 그러나 이번에는 여자가 보타 포고스를 출 때 여자가 그녀의 오른쪽으로 턴 하게 한다.

Q.141 Do you know another way of achieving R or L Contra Position?

Yes - a Same Foot Bota Fogo commenced with the LF may be turned either 1/8 or 1/4 to L leading the Lady to turn strongly to L at the end of the first step and then releasing hold. The Lady will turn either 5/8 or 3/4 to L. End in R Contra Position taking normal hold. The same method may be used when starting with a RF Bota Fogo on same foot as partner ; both turning to R to end in L Contra Position

Q.141 라이트 또는 레프트 콘트라 포지션을 만드는 다른 방법을 알고 있는가?

예. - 여자를 첫 번째 스텝 끝에서 왼쪽으로 강하게 턴 하도록 리드하고 홀드를 풀어준다. 그리고 왼쪽으로 1/4턴 혹은, 1/8턴을 하면서 왼발로 시작하는 세임 풋 보타 포고스를 한다. 이 때, 여자는 왼쪽으로 5/8턴이나 3/4턴을 한다. 정상 홀드를 하고 라이트 콘트라 포지션을 끝낸다. 파트너와 같은 발로 하는 라이트 풋 보타 포고를 할 때도 똑같은 방법이 사용될 수 있다. 이 때, 남녀 모두 오른쪽으로 턴 하여 레프트 콘트라 포지션에서 끝낸다.

Q.142 How may the Contra Bota Fogos be developed?

They may be danced with hand changes. When commencing with the RF, achieve R to R hand hold at the end of the preceding figure, then change to L to L hand hold on step 3 and R to R hand hold on step 6. When danced in this way the Bota fogos are usually repeated, regaining normal hold on the last step

Q.142 콘트라 보타 포고스는 어떻게 고급피겨로 발전되는가?

손을 바꾸면서 춤을 춘다. 오른발로 시작할 때 선행 피겨의 마지막에서 오른손-오른손 홀드를 한다. 그 다음 스텝 3에서 왼손-왼손 홀드로 바꾼다. 그리고 스텝 6에서 오른손-오른손 홀드를 한다. 이 방법으로 출 때 보타 포고스를 보통 반복해서 춘다. 마지막 스텝에서 정상 홀드를 다시 한다.

Q.143 Describe the Foot Change from L Contra Position to Open CPP ; Foot Change No.7

Precede with a LF Contra Bota Fogo, the Man ending facing DW and the Lady facing DC against LOD. The Man will dance two Stationary Samba Walks commencing with his RF, gradually turning to his L to face DC. He will raise the L arm and lead Lady into 1-7 of the Criss Cross Voltas behind his back ; count 1a2 1a2. End in Open CPP. the Lady will be dancing 1-7 of Criss Cross Voltas as she passes behind the Man's back on his L side, turning 1/2 to R to end facing DW. Her count will be "1a2a1a2"

Q.143 레프트 콘트라 포지션에서 오픈 카운트 프롬나드 포지션으로 하는 풋 체인지 No.7을 설명하시오.

먼저 선행 피겨로 왼발 콘트라 보타 포고스를 춘다. 남자는 DW를 향해서 끝낸다. 그리고 여자는 역 LOD 방향의 DC를 보고 끝낸다. 남자는 오른발로 시작하는 스테이셔너리 삼바 워크를 두 번 추고 점차적으로 자신의 왼쪽으로 돌아서 DC를 본다. 왼팔을 들어 올려 여자가 남자의 등 뒤에서 크리스 크로스 볼타 스텝 1-7을 추도록 리드한다. ; 카운트는 1a2 1a2. 오픈 카운트 프롬나드 포지션으로 끝낸다. 여자는 남자 등 뒤를 지나가면서 그의 왼쪽으로 크리스 크로스 볼타의 스텝 1-7을 춘다. 그리고 오른쪽으로 1/2턴 하고 DW를 향해 끝낸다. 여자의 카운트는 "1a2a1a2"이다.

Q.144 Explain the construction of the Roundabout

When dancing the Roundabout to R commence in R Contra Position and dance 1-5 of Circular Voltas in R Contra Position ; both Man and Lady commencing with RF (Count "1a2a3") ; and finish with the last two steps of a Bota Fogo (Count "a4"). It may also be danced to the L ; commencing in L Contra Position and dancing 1-5 of Circular Voltas in L Contra Position ; both turning to L ; and then the last two steps of the Bota Fogo ; to end in R Contra Position

Q.144 라운드 어바웃의 구조를 설명하라.

오른쪽으로 턴 하는 라운드 어바웃을 출 때 라이트 콘트라 포지션에서 시작한다. 그리고 라이트 콘트라 포지션에서 서큘러 볼타 스텝 1-5를 춘다. 남자 여자 모두 오른발로 시작한다(카운트 "1a2a3). ; 보타 포고스의 마지막 2 스텝으로 마무리한다(카운트 "a4"). 왼쪽으로도 할 수 있다. ; 레프트 콘트라 포지션에서 시작하고 레프트 콘트라 포지션에서 서큘러 볼타 스텝 1-5를 춘다. 남자 여자 모두 왼쪽으로 턴 한다. ; 그리고 보타 포고스의 마지막 2 스텝을 추고 라이트 콘트라 포지션으로 끝낸다.

Q.145 Dance an amalgamation including the Round about ; counting the beats and bars

A good amalgamation would be to dance a Bota Fogo to PP ; a Foot Change from Promenade to R Contra Position(perhaps the point forward and back method) ; two Contra Bota Fogos starting with the RF ; a Roundabout to R ; an LF Contra Bota Fogo and a Foot Change from R Contra Position to PP perhaps using a different method ; for example the Kick Ball Change. Counting in beats and bars this would be - 1a2 2a2 3a2 4a2 5a2 6a2 7a2 8a2 (8 bars)

Q.145 비트 앤 바로 카운트하면서 라운드 어바웃을 포함한 아말가메이션을 하시오.

좋은 아말가메이션은 보타 포고스에서 프롬나드 포지션으로 끝낸 후 ; 풋 체인지를 해서 프롬나드에서 라이트 콘트라 포지션으로 바꾼다.(풋 체인지 방법은 앞으로 포인트 뒤로 포인트 하는 방법으로) ; 그 다음 오른발로 시작하는 콘트라 보타 포고스를 두 번 춘다. ; 그리고 오른쪽 라운드 어바웃을 춘다. ; 다음 왼발 콘트라 보타 포고스 춘다. 다음 라이트 콘트라 포지션에서 풋 체인지를 해 프롬나드 포지션으로 바꾼다. 이 때, 풋 체인지는 다른 방법을 사용한다. ; 예를 들면 킥 볼 체인지 방법을 사용한다. 이 전체 아말가메이션을 비트 앤 바로 카운트 하면 1a2 2a2 3a2 4a2 5a2 6a2 7a2 8a2(8 소절이 사용된다.)

> ☼ 참고 : **비트 앤 바**란?
> 카운트를 할 때 음악의 '소절(bar)' 수와 함께 카운트 하는 방법을 말한다. 특히 안무를 할 때 이 방법을 사용하면 전체 사용된 소절수를 쉽게 알 수 있다.

Q.146 Where is the centre of the turn when dancing the Roundabout?

An imaginary spot between the Man and the Lady

Q.146 라운드 어바웃을 할 때 턴의 중심은 어디인가?

남자와 여자 사이 가상의 한 점.

Q.147 Is a Bounce action used when dancing a Natural or Reverse Roll?

No, because the SQQ timing is used

Q.147 내츄럴 또는 리버스 롤을 할 때 바운스 액션이 사용되는가?

아뇨. 왜냐하면 슬로 퀵 퀵 타이밍이 사용되기 때문이다.

Q.148 Describe as Lady the inclination of the body on the Natural Roll

The Lady will bean slightly forward on step 1, slightly to L on 2, and prepare to lean back on 3. On step 4 she will lean slightly back, on 5 slightly to R, and on 6 she will prepare to lean fwd

Q.148 내츄럴 롤에서 여자 몸의 기울기를 설명하시오.

여자는 스텝 1에서 조금 앞으로 기운다. 스텝 2에서 조금 왼쪽으로 그리고 스텝 3에서 뒤로 기울기를 준비한다. 스텝 4에서 조금 뒤로 기운다. 스텝 5에서 조금 오른쪽으로 그리고 스텝 6에서 앞으로 기울기를 준비한다.

Q.149 Give the amount of turn on the Natural Roll as Man

1/8 to R on 1, 1/4 to R between 1&2, 1/8 between 2&3, 1/8 to R between 3&4, 3/8 between 4&5, body turns less, and body completes turn on 6

Q.149 내츄럴 롤에서 남자의 턴 양을 말하시오.

스텝 1에서 오른쪽으로 1/8턴. 스텝 1과 2사이에서 오른쪽으로 1/4턴. 스텝 2와 3사이에서 1/8턴. 스텝 3과 4사이에서 오른쪽으로 1/8턴. 스텝 4와 5사이에서 3/8턴을 하면서 몸은 조금 덜 턴 한다. 스텝6에서 몸을 완전히 턴 한다.

Q.150　**May other alignments and amounts of turn be used on the Natural Roll?**
Yes - the Natural Roll may be commenced and finished in other alignments, depending on the precede and follow used. Less turn could be made.(The minimum turn would be 1/2 over the complete figure)

Q.150　**내츄럴 롤에서 다른 턴 양과 얼라인먼트가 사용되나요?**
예. - 내츄럴 롤은 선행 피겨나 후행 피겨에 따라 다른 방향에서 시작하고 끝낼 수도 있다. 더 적은 턴을 할 수도 있다(전체 피겨에서 최소 턴은 1/2이 될 수 있다.)

Q.151　**Is the Position of the arms normal in the Natural Roll**
No - they are a little higher than usual because of the Contact Position

Q.151 내츄럴 롤에서 팔의 위치는 정상적인가?
아뇨.-콘택 포지션이기 때문에 보통보다 좀 더 높다.

Q.152 Explain briefly the foot positions to be used on the Reverse Roll
The foot positions are the same as the Reverse Turn when the SQQ timing is used on a Reverse Turn

Q.152 리버스 롤에서 사용되는 풋 포지션을 간단하게 설명하시오.
풋 포지션은 리버스 턴에서 슬로 퀵 퀵 타이밍을 사용할 때와 똑같다.

Q.153 Apart from the roll of the body, are other technical details the same as those of the Reverse Turn?
The Reverse Roll is danced in Contact Position and the SQQ SQQ timing is always used

Q.153 몸의 롤 이외에 리버스 턴의 세부적 기술과 똑같은 기술이 있는가?
리버스 롤은 콘택 포지션에서 추며 슬로 퀵 퀵 타이밍이 항상 사용된다.

Q.154 Explain the roll of the body on the Reverse Roll as Man

The roll is prepared by inclining the body to R on the last 1/4 beat of the preceding step. On step 1, lean fwd, on 2 fwd and to L, on 3 to L, on 4 back and to L, 5 back, and 6 back and to R

Q.154 리버스 롤에서 남자 몸의 롤을 설명하시오.

　　　　선행 스텝의 마지막 1/4박자에서 오른쪽으로 상체를 기울이면서 롤을 준비한다. 스텝 1에서 앞으로 기울고, 스텝 2에서 앞으로 그리고 왼쪽으로, 스텝 3에서 왼쪽으로, 스텝 4에서 뒤로 그리고 왼쪽으로, 스텝 5에서 뒤로, 스텝 6에서 뒤로 그리고 오른쪽으로.

Q.155 What happens to the arms when dancing a Reverse Roll?

Because the body inclination on 1 is fast the L arm(Lady R arm) is lowered. Return arms to normal position over steps 2&3, and raise them again over 4&5

Q.155 리버스 롤을 출 때 팔은 어떻게 되나?

　　　　스텝 1에서 몸의 기울기가 빠르기 때문에 왼팔(여자는 오른팔)이 낮아진다. 스텝 2와 3에서 팔은 정상 자세로 돌아간다. 그리고 스텝 4와 5에서 다시 팔을 올린다.

Q.156 As Man give the foot positions on the Promenade and Counter Promenade Runs

1-RF to side ; 2-Replace weight to LF in PP ; 3-RF fwd in Open PP and CBMP ; 4-LF back and slightly to side ; 5-RF to side in Open Counter PP ; 6-LF fwd and across in Open CPP and CBMP ; 7-RF fwd between partner's feet ; 8-LF to side in Open PP ; 9-RF fwd and across in Open PP and CBMP

Q.156 프롬나드 와 카운트 프롬나드 런즈의 남자의 풋 포지션을 말하시오.

스텝 1-오른발 옆으로. ; 스텝 2-프롬나드 포지션에서 왼발에 체중 리플레스한다. ; 스텝 3-오픈 프롬나드 포지션에서 CBMP로 오른발을 앞으로 내딛는다. ; 스텝 4-왼발을 뒤로 그리고 조금 옆으로 놓는다. ; 스텝 5-오픈 프롬나드 포지션에서 오른발을 옆으로. ; 스텝 6-오픈 카운트 프롬나드 포지션에서 CBMP로 왼발을 앞으로 가로질러 내딛는다. ; 스텝 7-파트너의 양발 사이로 오른발을 앞으로 딛는다. ; 스텝 8-오픈 프롬나드 포지션에서 왼발을 옆으로 놓는다. ; 스텝 9-오픈 프롬나드 포지션에서 CBMP로 오른발을 앞으로 가로질러 내딛는다.

Q.157 Now describe the inclination of the body as Man

The body will be in normal position for steps 1&2 ; incline body to L on 3 and maintain the inclination on 4, returning body to normal position on 5. Incline body to R on 6, maintain inclination to R on 7, return body to normal position on 8 and incline body to L on 9

(This shaping could be reverse inclining body to R on 3, to L on 6, and to R on 9- it is a matter of preference)

Q.157 남자의 몸의 기울기에 대해서 설명하시오.

스텝 1와 2에서 상체는 정상 위치.; 스텝 3에서 몸을 왼쪽으로 기울인다. 그리고 스텝 4까지 그 자세를 그대로 유지한다. 스텝 5에서 몸을 정상 위치로 되돌린다. 스텝 6에서 몸을 오른쪽으로 기울인다. 스텝 7까지 오른쪽 기울기를 그대로 유지한다. 스텝 8에서 상체를 정상으로 되돌린다. 그리고 스텝 9에서 상체를 왼쪽으로 기울인다. (이 세이핑은 스텝 3에서 오른쪽으로 스텝 6에서 왼쪽으로 그리고 스텝 9에서 오른쪽으로 기울여 반대로 할 수도 있다. 좋아하는 대로 하면 된다.)

Q.158　Explain the use of the arms on steps 1-6

　　　　Normal hold on step 1 ; widen the hold on 2 ; achieve Open Promenade Position by releasing L hand hold on 3, extending L arm to side. Place L hand on Lady's R shoulder blade on 4, achieving Closed Position.(Lady will place her R hand lightly on Man's L shoulder). On step 5 release contact with R hand and achieve Open Counter Promenade Position. Extend R arm to side on 6, maintaining Open Counter Promenade Position.

Q.158　스텝 1-6에서 팔의 사용을 설명하시오.

　　　　스텝 1에서 정상 홀드 ; 스텝 2에서 홀드를 더 넓게 벌린다 ; 스텝 3에서 왼손 홀드를 풀고 왼팔을 옆으로 뻗어서 오픈 프롬나드 포지션을 만든다. 스텝 4에서 왼손을 여자의 오른쪽 견갑골 위에 놓아 클로즈드 포지션을 만든다(여자는 오른손을 남자의 어깨에 가볍게 올려놓는다). 스텝 5에서 오른손 접촉을 풀고 오픈 카운트 프롬나드 포지션을 만든다. 스텝 6에서 오른팔을 옆쪽으로 뻗어 오픈 카운트 프롬나드 포지션을 유지한다.

Q.159　Is there an alternative to steps 1&2 of this figure?

Yes - the Man may step fwd on his RF on step

1(Lady back LF), and both step to side in PP in step 2, Man LF, Lady RF

Q.159 이 피겨의 스텝 1과 2에서 변형 방법이 있나요?
있다. - 스텝 1에서 남자는 오른발을 앞으로(여자는 왼발을 뒤로), 그리고 스텝 2에서 프롬나드 포지션에서 남자는 왼발, 여자는 오른발을 옆으로 놓는다.

Q.160 As Lady dance the Promenade and Counter Promenade Runs **followed by a** Three Step Turn **into the** Samba Lock**s**
(Remember when showing this amalgamation to give the 123 timing for the Promenade and Counter Promenade Runs and the 123 timing for the Three Step Turn, changing to QQS timing for the Samba Locks)

Q.160 프롬나드 앤 카운트 프롬나드 런즈에 이어서 쓰리 스텝 턴을 추고 이어서 삼바 락을 추시오.
(이 아말가메이션을 보여줄 때 프롬나드 앤 카운트 프롬나드 런즈의 타이밍 123와 쓰리 스텝 턴의 123 타이밍 그리고 삼바 락에서는 QQS 타이밍을 하는 것을 잊지 마시오.)

Q.161 Does the Man use the 123 timing when leading Lady to dance the Three Step Turn?

No - he does the normal timing of the Stationary Samba Walks - count "1a2"

Q.161 여자가 쓰리 스텝 턴을 추도록 리드할 때, 남자는 123 타이밍을 사용하는가?

아뇨. - 스테이셔너리 삼바 웍스의 정상 타이밍 - 카운트 "1a2"를 사용한다.

Q.162 Give the Lady's alignment on the Three Step Turn

(Remember the starting alignment will depend on the preceding figure).
1-Turn to face against LOD and continue to turn to face DC ; 2-Facing centre ; 3-Facing against LOD then continue to turn to face DW

Q.162 쓰리 스텝 턴의 여자 얼라인먼트를 말하시오.

　　　(시작 방향은 이전 동작에 따라 다르다는 것을 잊지 마시오.) 스텝 1-턴을 하여 역LOD 방향을 향하고 계속 턴을 하여 DC를 본다. ; 스텝 2-터를 향한다. ; 스텝 3-역LOD 방향을 향하고 계속 턴을 하여 DW를 본다.

Q.163 Give the Man's foot positions on the first three steps of the Samba Locks

Commence in Open CPP ; 1-RF fwd part weight ; toe turned out ; 2-LF behind RF ; Cuban Cross ; 3-RF fwd; small step ; toe turned out

Q.163 삼바 락의 첫 번째 쓰리스텝에서 남자 풋 포지션을 말하시오.

오픈 카운트 프롬나드 포지션에서 시작한다. ; 스텝 1-오른발 앞으로 내디디면서 ; 토 턴 아웃하고 체중 이동은 파트 웨이트한다. ; 스텝 2-왼발을 오른발 뒤로 ; 큐반 크로스한다. ; 스텝 3-작은 보폭으로 오른발을 앞으로 내디디면서 ; 토 턴 아웃한다.

☼ 참고 : 토 턴 아웃이란?

두 발을 나란히 하면 '페러렐(parellel)'이라고 하고 이 '페러렐' 상태에서 두 발의 발가락이 바깥으로 벌어지면 '토 턴 아웃'이라고 하며 두 발의 발가락이 안쪽으로 모아지면 '토 턴 인(toe turned in)'이라고 한다.

Q.164 Give the Lady's amount of turn on 1-6 of the Samba Locks

On step 1, 1/8 to L on RF (Body and LF turn more); no turn on 2&3 ; on step 4 1/8 to R on LF (Body and RF turn more) ; no turn on 5&6 (Remember the turn is made at the end of the preceding beat of music)

Q.164 삼바 락의 스텝 1-6에서 여자 턴 양을 말하시오.

스텝 1에서 오른발을 축으로 왼쪽으로 1/8턴(몸과 왼발을 더 턴 한다). ; 스텝 2와 3에서는 턴 하지 않는다. ; 스텝 4에서 왼발을 축으로 오른쪽으로 1/8턴(몸과 오른발을 더 턴 한다). ; 스텝 5와 6에서는 턴 하지 않는다. (턴은 이전 박자의 마지막에서 하는 것을 잊지 마시오.)

Q.165 Now give the alignment of Samba Locks as Man

Commence facing DC, then all steps will go down the Line of Dance. Body will face DW on steps 1, 2, &3, and DC on steps 4, 5&6. 7-12 as 1-6

Q.165 삼바 락에서 남자의 얼라인먼트를 말하시오.
　　DC를 보고 시작하고 모든 스텝은 LOD를 따라서 진행한다. 스텝 1, 2와 3에서 몸은 DW를 향하고 스텝 4, 5와 6에서는 DC를 향하며 스텝 7-12는 스텝 1-6과 동일하게 한다.

Q.166 What may follow the Samba Locks?
　　The Criss Cross Bota Fogos strarting from step 4 ; The Criss Cross Voltas starting from step 8 ; Maypole ; Man turning to R ; Solo Spot Volta with the Man turning to R ; Lady to L

Q.166 삼바 락 후행 피겨는?
　　스텝 4에서 시작하는 크리스 크로스 보타 포고스. ; 스텝 8에서 시작하는 크리스 크로스 볼타. ; 남자가 오른쪽으로 턴하는 메이폴. ; 남자는 오른쪽으로 여자는 왼쪽으로 턴하는 솔로 스팟 볼타.

Q.167 When is the actual turn made on the Samba Locks?
On steps 1, 4, 7 and 12 the turn is made on the back foot towards the end of the previous beat of music

Q.167 삼바 락에서 실제적인 턴은 언제 일어나는가?
스텝 1, 4, 7, 12에서 턴은 이전 박자의 마지막에서 뒷발을 축으로 해서 일어난다.

Q.168 Describe in detail the action used on the Cruzados Walks

(The Cruzados Walks may be commenced with either foot).

Commence, for example, facing Line of Dance, with weight on LF and knee flexed. The RF will be extended at the back with toe and leg turned out and pressure on the inside edge of toe. Using pressure through ball of LF, release L heel and commence to straighten knees ; moving RF forward on toe until it is level with LF. At the same time move the pelvis slightly forward. (At this point the body, hips, knees and toes are all facing the Line of Dance) (Count "a")

Continue to straighten knees, moving RF forward on ball of foot, arriving at the top of the bounce with R heel lightly in contact with the floor. Weight central, with legs straight but not braced. (Count "S")

Transfer weight forward to RF, flexing the knee and arriving at the lowest point of the bounce. Allow the back foot and leg to turn and complete a rotational hip movement. Now return the pelvis to normal position, retaining tone in back leg, with pressure on inside edge of toe(Count "and")

Q.168 크루자도 웍에서 사용되는 동작을 상세하게 설명하시오.

(크루자도 웍은 어떤 발로도 시작할 수 있다)
예를 들면, LOD를 향해서 왼발에 체중을 싣고 무릎은 구부리고 시작한다. 오른발 토의 안쪽 모서리로 마루를 누르고 토와 다리를 턴 아웃시킨 상태로 오른발을 뒤로 뻗는다. 왼발 볼로 마루를 누르면서 왼발 힐은 마루에서 떼고 무릎을 펴기 시작하면서 오른발이 왼발과 같은 위치가 될 때까지 토를 마루에 대면서 앞으로 내딛는다. 동시에 골반을 조금 앞으로 움직인다. (이 시점에서 몸, 골반, 무릎과 토가 모두 LOD를 향해야 한다.)(카운트 "a")

무릎을 계속 펴고 오른발 볼을 마루에 대면서 오른발을 앞으로 내딛는다. 이 때, 오른발 힐이 마루에 가볍게 닿은 상태에서 바운스의 정점에 다다른다. 체중은 중심에 있고, 다리는 쭉 편다. 그러나 팽팽하게 뻗지는 않는다.(카운트 "S").

체중을 앞으로 이동시켜 오른발로 옮긴다. 무릎을 구부리며 바운스의 가장 낮은 위치에 다다른다. 뒷발과 다리는 턴해서 완벽한 힙 로테이션이 되도록 한다. 이제 골반은 정상 위치로 되돌아가고 뒷발에 톤을 유지하면서 토의 안쪽 모서리로 마루를 누른다. (카운트 "and")

Q.169 Are the Cruzados Locks similar to the Samba Locks?

The foot positions and timing are the same, but the toe is not turned out and there is no turn, The action on the Cruzados Locks is quite different

Q.169 크루자도 락은 삼바 락과 비슷한가?

풋 포지션과 박자는 똑같다. 그러나 토가 턴 아웃되지 않고 턴이 없다. 크루자도 락에서 이 동작은 매우 다르다.

Q.170 In which positions may we dance the Cruzados Walks and/or Locks?

In Right Shadow Position or Right Side Position adjusting the position as the hold is released

Q.170 크루자도 웍과/또는 락을 어떤 포지션에서 추는가?

라이트 쉐도우 포지션에서 또는 홀드를 놓은 자세에서 라이트 사이드 포지션

Q.171　How many Cruzados Locks are usually danced?
　　　Any number may be danced, usually followed by an even number of Cruzados Walks. for example, dance 2 Cruzados Locks and 4 Cruzados Walks, or 1 Cruzados Lock and 2 Cruzados Walks, then repeat Cruzados Lock and 2 Cruzados Walks

Q.171　보통 얼마나 많은 크루자도 락을 추는가?
　　　몇 번을 춰도 된다. 크루자도 웍은 보통 짝수 번을 춘다. 예를 들면. 두 번의 크루자도 락 그리고 4번의 크루자도 웍 추거나, 또는 한 번의 크루자도 락 그리고 두 번의 크루자도 웍 그리고 나서 크루자도 락과 2번의 크루자도 웍을 춘다.

부 록

1. 힙무브먼트(Hip movement)의 종류

1. 세틀링(Settling) : 무릎을 편발에 체중을 이동시킨다. 세틀링과 동시에 로테이션이 일어난다.
2. 레터럴l(Latera) : 약한 로테이셔널 힙무브먼트를 사용해서 힙을 좌우로 움직이는 것. 쿠카라차(Cucaracha)에서 사용된다.
3. 로테이셔널(Rotational) : 척주를 중심축으로 하여, 힙을 돌리는(Rotating) 기술이다. 댄스에서 척주(Spine Column)는 머리에서 미추까지를 가리킨다.
4. 트위스팅(Twisting) : 힙에서만 턴이 일어나는 동작이다. 클로우즈드 힙트위스트(Closed Hip Twist) 여자 세 번째 스텝에서 사용된다.

2. 홀드(Hold)의 종류

1. 왼손-오른손 (L-R) : 남자 왼손으로 여자 오른손을 잡는다.
2. 오른손-오른손(R-R) : 남자 오른손으로 여자 오른손을 잡는다. 핸드쉐이크 홀드(Hand Shakes Hold)라고도 한다.
3. 노우 홀드(No Hold) : 양손을 모두 잡지 않는다.
4. 더블홀드(Double Hold) : 양손을 모두 잡는다. 이때, 서로 교차해서 잡으면 크로스 홀드(Cross Hold)라고 한다.
5. 커들홀드(Cuddle Hold) : 남자가 여자 뒤에 서서 오른팔로 여자의 등을 감싸면서, 여자의 가슴 아래쪽에서 오른손으로 여자의 왼손을, 왼손으로는 여자의 오른손을 잡는다. 이때 여자는 오른팔을 왼팔 위로 교차한다.

3. 풋포지션(Footposition)의 종류

1. 왼발 앞으로(LF Fwd) : 왼발을 오른발 앞으로 딛는다. 두 개의 트랙이다.
2. 왼발 뒤로(LF Back) : 왼발을 오른발 뒤에 놓는다. 두 개의 트랙이다
3. 왼발 옆으로(LF to side) : 왼발을 오른발 옆으로 나란히 놓는다.
4. 왼발 옆으로 그리고 조금 뒤로(LF to side and slightly back) : 왼발을 오른발 옆 일직선에서 약간 뒤로 놓는다.
5. 왼발 옆으로 그리고 조금 앞으로(LF to side and slightly fwd) : 왼발을 오른발 옆 일직선에서 조금 앞으로 딛는다.
6. 왼발 앞으로 그리고 조금 옆으로(LF to fwd and slightly side) : 왼발을 오른발 앞으로 디딘 후 다시 조금 옆으로 딛는다.
7. 왼발 뒤로 그리고 약간 옆으로(LF to back and slightly side) : 왼발을 오른발 뒤로 놓은 후 조금 옆으로 놓는다.
8. 왼발 다이아거널리 포워드(LF to diagonally fwd) : 왼발을 오른발 기준으로 45도 대각선 방향 앞으로 딛는다.
9. 왼발 다이아거널리 백(LF to diagonally back) : 왼발을 오른발 기준으로 45도 대각선 방향 뒤로 놓는다.

4. 풋워크(Foot Work)의 종류

1. 토우(Toe) T : 발가락. 발 앞꿈치
2. 힐(Heel) H : 발뒤꿈치
3. 볼(Ball) B : 엄지발가락 아래쪽에 있는 도톰한 부분
4. 인사이드 에쥐 오브 볼(Inside edge of Ball) I/E of B : 볼의 안쪽 모서리
5. 아웃사이드 에쥐 오브 볼(Outside edge of Ball) O/E of B : 볼의 바깥쪽 모서리

6. 인사이드 에쥐 오브 토우(Inside edge of Toe) I/E of T : 발가락 안쪽 모서리
7. 아웃사이드 에쥐 오브 토우(Outside edge of Toe) O/E of T : 발가락 바깥쪽 모서리
8. 홀 푸트(Whole Foot) WF : 발바닥 전체

5. 리드(Leads)의 종류

1. 체중이동(Weight changes) : 여자가 남자의 체중이동을 따라간다.

2. 피지컬(Physical) : 남자의 팔에 톤(tone)을 증가시켜 그 힘이 팔을 타고 여자에게 전달하여 리드하는 방법이다. 텐숀이라고도 한다.

3. 세이핑(Shaping) : 시계방향(Clock-wise) 또는 시계반대방향(Anticlock-wise)으로 턴을 시킨다.

4. 비주얼(Visual) : 홀드 없이 여자가 남자의 스텝을 흉내 낸다.

Questions & Answers 질문과 해답
Latin American - Samba
라틴댄스 편 - 삼바

| 2006년 | 12월 | 1일 | 인쇄 |
| 2006년 | 12월 | 12일 | 발행 |

지 음 : Elizabeth Romain 엘리자베스 로메인
옮 김 : 김 재 호
발행인 : 임 정 배
발행처 : 정음미디어 / DSI Korea
등록일 : 2006년 6월 26일
등 록 : 제 320-2006-52호

주소   서울시 관악구 봉천동 877-1
전화   (代) 02-871-4107   FAX 02-872-5229

정가 13,000원

ISBN   89-958464-5-3   93680